Aide-Soignant En Service de Soins de Suite et de Réadaptation (SSR)

MARTIN STERLING

Table des matières

Introduction : Le cœur du métier en service de réadaptation — 15

- L'importance du rôle de l'aide-soignant dans le parcours de réadaptation. — 16
- L'évolution du métier d'aide-soignant face aux enjeux de la rééducation. — 18
- Présentation du cadre général du livre. — 21

Chapitre 1 : Comprendre le service de réadaptation : Un environnement singulier — 25

Définition et rôle de la réadaptation dans le système de santé — 26

- La réadaptation : entre soins aigus et retour à l'autonomie. — 26
- Les spécificités du service par rapport aux autres unités. — 28

Les différents types de réadaptation — 31

- Réadaptation fonctionnelle : neurologique, orthopédique, cardiaque, respiratoire. — 31

- Réadaptation post-traumatique et post-chirurgicale. — 34

Le travail en équipe pluridisciplinaire — 36

- La place de l'aide-soignant dans l'équipe médicale : médecins, kinésithérapeutes, ergothérapeutes. — 36
- Les interactions avec les patients et les familles. — 39

Les missions spécifiques de l'aide-soignant en réadaptation — 42

- Assurer le bien-être et la surveillance clinique des patients. — 42
- Faciliter la rééducation et la réinsertion des patients dans la vie quotidienne. — 45

Chapitre 2 : Accueillir et évaluer le patient : L'étape cruciale de l'observation — 49

L'accueil en service de réadaptation : Un moment clé — 50

- La prise en charge dès l'arrivée : écoute et humanité. — 50
- La création d'un environnement sécurisé et rassurant. — 52

L'observation clinique au quotidien — 55

- Reconnaître les signes d'amélioration ou de complications. — 55

- o Les outils de surveillance et de communication avec l'équipe soignante. ... 58

Le rôle de l'aide-soignant dans l'évaluation de l'autonomie du patient ... 61

- o Grilles d'évaluation de l'autonomie et leur utilisation. ... 61
- o Participer à l'ajustement du plan de soins en fonction de l'évolution du patient. ... 64

Chapitre 3 : Accompagner les soins de base dans un contexte de réadaptation ... 69

Les soins d'hygiène adaptés aux patients en réadaptation ... 70

- o Hygiène corporelle : adapter les soins selon les limitations physiques. ... 70
- o Prévention des escarres et autres complications liées à l'immobilité. ... 73

L'aide à la mobilisation et à la gestion de la douleur ... 76

- o Techniques pour aider à la mobilisation sans aggraver les lésions. ... 76
- o Suivi des douleurs et collaboration avec l'équipe pour le soulagement. ... 79

L'alimentation et l'hydratation du patient en réadaptation ... 82

- Adapter les repas selon l'état du patient : assistance, surveillance des régimes spécifiques. — 82
- Favoriser l'autonomie dans la prise des repas tout en maintenant la sécurité. — 85

Chapitre 4 : Participer activement au processus de rééducation — 89

La collaboration avec les kinésithérapeutes et ergothérapeutes — 90

- Aide à la préparation des séances de rééducation. — 90
- Surveillance des efforts et soutien lors des activités de rééducation. — 93

Encourager et motiver le patient au quotidien — 96

- Stratégies pour renforcer la motivation des patients. — 96
- Gestion des frustrations et des blocages psychologiques. — 99

La réadaptation psychosociale — 102

- Le rôle de l'aide-soignant dans le soutien psychologique. — 102
- Aider à reconstruire l'estime de soi et l'indépendance. — 105

Chapitre 5 : Les pathologies spécifiques et leur impact sur la réadaptation — 109

Les AVC et la réadaptation neurologique — 110

- Rôle de l'aide-soignant dans la récupération motrice et cognitive. — 110
- Les défis spécifiques aux patients souffrant d'aphasie ou de paralysie. — 113

La réadaptation post-opératoire : Chirurgies orthopédiques et cardio-respiratoires — 116

- Accompagner les patients ayant subi des prothèses, fractures complexes, ou pontages coronariens. — 116
- Surveillance spécifique et gestion des complications postopératoires. — 119

Les patients souffrant de maladies chroniques : Diabète, insuffisance rénale, etc. — 123

- Comment adapter les soins et les exercices aux pathologies chroniques. — 123
- Lien entre réadaptation et prévention des complications liées aux maladies chroniques. — 126

Chapitre 6 : La gestion des patients jeunes et pédiatriques en réadaptation — 131

Les spécificités de la prise en charge des enfants — 132

- Adapter les soins et la communication aux besoins des enfants en réadaptation. 132
- Le rôle de l'aide-soignant dans le soutien au développement psychomoteur. 135

Accompagner les jeunes adultes et adolescents 138

- Prendre en compte les enjeux identitaires et émotionnels des jeunes patients. 138
- Aider à la réintégration scolaire ou professionnelle des jeunes en convalescence. 141

Le soutien aux parents et proches des patients pédiatriques 144

- Gérer l'angoisse des parents et les impliquer dans les soins sans les surcharger. 144
- L'importance de créer un environnement de confiance pour l'enfant et sa famille. 147

Chapitre 7 : Les nouvelles technologies au service de la réadaptation 151

La téléréadaptation : Une alternative en plein essor 152

- Comment la téléréadaptation peut soutenir le suivi à distance des patients. 152

- o   Le rôle de l'aide-soignant dans l'utilisation des technologies de communication pour maintenir un lien avec le patient. — **155**

Les outils numériques d'évaluation de la mobilité — **158**

- o   Utiliser les applications et outils connectés pour évaluer les progrès du patient (bracelets d'activité, capteurs de mouvements). — **158**
- o   Suivre les indicateurs de santé grâce aux dossiers patients informatisés et interconnectés. — **161**

L'intelligence artificielle et la réadaptation : Quelle place pour l'aide-soignant ? — **165**

- o   Impact des nouvelles technologies sur les méthodes de soins et de rééducation. — **165**
- o   L'importance de rester formé et informé des avancées technologiques pour optimiser la prise en charge des patients. — **169**

Conclusion : Une vocation au service de la réadaptation — **173**

- Récapitulatif des défis et des récompenses du métier. — **174**
- Encouragement et appel à l'engagement dans cette voie enrichissante. — **176**

Annexes : Ressources pratiques et outils   179

- Fiches pratiques : protocoles, techniques de mobilisation, grilles d'évaluation.   179

« Le service de réadaptation n'est pas simplement un lieu de soins physiques, mais un espace où se reconstruisent la dignité, l'autonomie et l'espoir. Chaque geste de l'aide-soignant y devient un maillon essentiel dans le processus de réappropriation du corps et de l'esprit par le patient. »

Introduction

Le cœur du métier en service de réadaptation

- L'importance du rôle de l'aide-soignant dans le parcours de réadaptation.

L'importance du rôle de l'aide-soignant dans le parcours de réadaptation ne peut être sous-estimée, car il constitue un pilier central du processus de récupération. L'aide-soignant est au cœur de l'accompagnement quotidien du patient, tant sur le plan physique que psychologique. En service de réadaptation, le patient n'est plus seulement soigné pour une pathologie aiguë, il est engagé dans un processus long et complexe visant à restaurer son autonomie et sa qualité de vie. C'est ici que l'aide-soignant intervient avec un rôle qui va bien au-delà des soins de base.

Dès l'admission du patient, l'aide-soignant joue un rôle primordial en instaurant un climat de confiance. Le patient, souvent fragilisé par une maladie ou une chirurgie, doit non seulement accepter les limitations physiques imposées par son état de santé, mais aussi s'engager dans un parcours exigeant de rééducation. L'aide-soignant, par son contact direct et régulier avec le patient, devient un repère stable et rassurant. Il assure un lien permanent entre le patient et l'équipe soignante, en observant de près les moindres évolutions de l'état physique et émotionnel de la personne.

Dans le cadre de la réadaptation, les soins d'hygiène et de confort, qui font partie des compétences clés de l'aide-soignant, prennent une dimension particulière. Il ne s'agit pas seulement d'assurer le bien-être immédiat du patient, mais aussi de favoriser sa progression vers une plus grande autonomie. L'aide-soignant doit évaluer quotidiennement les capacités du patient à effectuer des gestes de la vie quotidienne, comme s'habiller, se laver ou se déplacer, et adapter son assistance en conséquence. Par exemple, au début du parcours, le patient peut avoir besoin d'une aide totale pour se laver, mais l'objectif est de lui permettre, au fil du temps, de retrouver une certaine indépendance, même partielle. Cette évolution est au centre du travail de l'aide-soignant, qui encourage et motive le patient à chaque étape, tout en respectant ses limites.

Le soutien psychologique que l'aide-soignant apporte est également fondamental. En effet, la réadaptation peut être longue et semée de frustrations. Certains patients doivent réapprendre des fonctions de base, comme marcher ou parler, ce qui peut générer un profond sentiment de découragement. L'aide-soignant, par sa présence constante, devient une source de réconfort. Il sait écouter, apaiser, et encourager le patient à persévérer, même dans les moments difficiles. Cette relation de proximité permet à l'aide-soignant de comprendre les craintes et les besoins émotionnels du patient, favorisant ainsi une prise en charge plus globale et humaine.

Sur le plan technique, l'aide-soignant collabore étroitement avec l'équipe de rééducation, notamment les kinésithérapeutes et les ergothérapeutes. Il participe activement aux séances de rééducation en aidant à préparer le patient, en le mobilisant ou en observant les efforts fournis. Son rôle est aussi de surveiller les signes de fatigue ou de douleur qui pourraient limiter la progression du patient. Il est souvent le premier à signaler à l'équipe médicale des changements subtils dans l'état du patient, car son observation quotidienne lui permet de capter des détails qui peuvent échapper à d'autres membres de l'équipe.

L'aide-soignant est aussi celui qui veille à la sécurité du patient tout au long de son séjour. Les patients en réadaptation sont souvent vulnérables aux chutes ou aux complications liées à leur immobilité prolongée. Par ses interventions régulières, l'aide-soignant met en place des mesures de prévention adaptées, qu'il s'agisse de repositionner un patient alité pour éviter les escarres ou d'accompagner un patient lors de ses premiers pas après une opération. Ces gestes, en apparence simples, ont un impact majeur sur la qualité des soins et la sécurité du patient.

Enfin, l'aide-soignant contribue à l'autonomisation progressive du patient en l'aidant à reprendre confiance en ses capacités. Chaque petit progrès, chaque geste accompli de manière plus autonome est une victoire partagée entre le patient et l'aide-soignant. Ce dernier, par son encouragement constant, joue un rôle clé dans la motivation du patient à persévérer. Il ne s'agit pas seulement de soins techniques, mais d'un accompagnement humain qui donne au patient les outils pour se réapproprier son corps et retrouver une place active dans la société.

- L'évolution du métier d'aide-soignant face aux enjeux de la rééducation.

L'évolution du métier d'aide-soignant face aux enjeux de la rééducation reflète les profondes transformations du système de santé et des attentes croissantes envers les professionnels du soin. Historiquement centré sur des tâches d'hygiène et de confort, le rôle de l'aide-soignant s'est enrichi au fil des décennies pour devenir un acteur clé dans le processus de réadaptation, un domaine de plus en plus stratégique à mesure que la population vieillit et que les besoins en rééducation augmentent.

Dans le contexte de la réadaptation, le métier d'aide-soignant a pris une nouvelle dimension. Auparavant perçu principalement comme un soutien aux infirmiers dans les soins de base, l'aide-soignant joue désormais un rôle actif et indispensable dans l'accompagnement des patients vers l'autonomie. Les progrès de la médecine permettent de sauver de plus en plus de vies, mais ces victoires médicales nécessitent souvent une rééducation longue et complexe pour permettre au patient de retrouver une qualité de vie acceptable. Ainsi, les aides-soignants doivent s'adapter à ces nouvelles réalités et développer des compétences spécifiques pour répondre aux exigences de cette rééducation.

L'un des principaux aspects de cette évolution réside dans la diversification des missions de l'aide-soignant en réadaptation. Alors qu'il intervenait traditionnellement pour l'aide aux soins d'hygiène, de confort et d'alimentation, l'aide-soignant est désormais impliqué dans des tâches plus techniques et complexes. Il participe activement à la surveillance clinique des patients, identifiant les signes d'amélioration ou, au contraire, les complications susceptibles de freiner la rééducation. Par son observation attentive, l'aide-soignant devient un véritable relais entre le patient et l'équipe pluridisciplinaire, en transmettant des informations essentielles qui permettent d'ajuster les plans de soins et de rééducation.

Ce rôle d'intermédiaire entre le patient et l'équipe soignante souligne une autre évolution majeure : l'aide-soignant en réadaptation doit non seulement maîtriser les soins de base, mais aussi développer une compréhension approfondie des pathologies spécifiques, des processus de rééducation, ainsi que des techniques de mobilisation et de réhabilitation fonctionnelle. La diversité des patients en réadaptation, qu'ils aient subi un accident vasculaire cérébral, une intervention chirurgicale majeure ou qu'ils se remettent d'une longue maladie, impose à l'aide-soignant une expertise plus fine. Cela nécessite une formation continue et une capacité d'adaptation constante aux évolutions des techniques de soins.

Par ailleurs, l'aide-soignant est confronté à des enjeux psychosociaux de plus en plus marqués. La rééducation n'est pas seulement un processus physique, mais aussi un cheminement mental. Beaucoup de patients, en particulier ceux ayant subi une perte fonctionnelle importante, se trouvent dans un état de vulnérabilité psychologique, confrontés à l'incertitude de leur avenir ou à l'angoisse de ne pas pouvoir retrouver leur autonomie. Dans ce cadre, l'aide-soignant ne se contente plus d'assurer un bien-être immédiat, il doit aussi jouer un rôle de soutien moral, encourager les patients à surmonter leurs peurs et à persévérer malgré les obstacles. Cette dimension relationnelle et psychologique du métier s'est intensifiée, exigeant des compétences communicationnelles et empathiques plus développées.

Une autre évolution importante réside dans l'utilisation croissante des technologies au service de la rééducation. L'aide-soignant doit s'adapter à l'intégration des outils numériques, des dispositifs de surveillance à distance, ou encore des équipements de réhabilitation high-tech, comme les exosquelettes ou les systèmes de réalité virtuelle utilisés pour la rééducation motrice. Cette révolution technologique, tout en apportant des solutions innovantes pour accélérer la récupération des patients, impose à l'aide-soignant une maîtrise des outils qu'il n'était pas nécessaire d'acquérir par le passé. Les aides-soignants sont appelés à se former à l'utilisation de ces nouvelles technologies afin d'accompagner au mieux les patients dans leur parcours de soins, et d'optimiser le processus de réadaptation.

Enfin, l'évolution du métier d'aide-soignant s'inscrit également dans un contexte où les politiques de santé publique insistent sur l'importance de la réadaptation pour réduire la durée d'hospitalisation et favoriser le retour à domicile. Cela implique que l'aide-soignant doit non seulement accompagner les patients au sein de l'hôpital ou des structures de rééducation, mais aussi préparer leur sortie, en leur enseignant des gestes essentiels pour vivre de manière autonome ou semi-autonome. L'aide-soignant doit donc collaborer étroitement avec les assistants sociaux, les familles et les patients eux-mêmes pour s'assurer que les conditions nécessaires à une sortie réussie sont réunies, tout en anticipant les éventuels besoins de réadaptation à domicile.

Cette évolution s'accompagne d'une réflexion croissante sur la valorisation des compétences de l'aide-soignant et son rôle dans l'équipe pluridisciplinaire. Le métier ne se limite plus aux soins d'accompagnement : il s'inscrit dans une dynamique thérapeutique plus large, où l'aide-soignant devient un acteur à part entière de la récupération fonctionnelle et de la réinsertion du patient dans sa vie quotidienne. Cette reconnaissance doit passer par une meilleure formation initiale, mais aussi par des parcours de spécialisation en réadaptation, afin de doter les aides-soignants des outils et des savoir-faire nécessaires pour répondre aux enjeux actuels et futurs de ce domaine.

- Présentation du cadre général du livre.

Ce livre se veut une exploration profonde et pratique du rôle de l'aide-soignant en service de réadaptation, un domaine où l'accompagnement du patient ne se limite pas à des soins de confort, mais s'inscrit dans un processus global de récupération, de réhabilitation et de réinsertion. En s'adressant directement aux étudiants, aux aides-soignants novices ou à ceux qui souhaitent approfondir leurs compétences dans ce domaine spécifique, cet ouvrage vise à offrir une vision complète et réaliste du quotidien en réadaptation, tout en fournissant des outils concrets pour exceller dans ce milieu.

Le cadre général de ce livre repose sur l'idée que le service de réadaptation est un environnement singulier, où chaque geste, chaque intervention, revêt une importance cruciale pour la progression du patient. Ici, l'aide-soignant n'est pas un simple exécutant des soins, mais un acteur clé du parcours thérapeutique. Ce métier, bien que souvent considéré comme auxiliaire, est en réalité au cœur du processus de rétablissement des patients après des traumatismes physiques, des chirurgies lourdes ou des maladies chroniques.

L'approche du livre est résolument pratique, mais ancrée dans la réalité de terrain. Loin de proposer une théorie abstraite, il plonge dans les défis quotidiens du service de réadaptation. Le lecteur découvrira les tâches spécifiques, les compétences techniques et relationnelles indispensables, ainsi que les dilemmes éthiques auxquels sont confrontés les aides-soignants dans ce type de service. Le livre met également en lumière l'importance de l'adaptation constante aux besoins évolutifs des patients et aux avancées médicales et technologiques, car la réadaptation est un domaine en perpétuelle transformation.

L'objectif est de préparer le lecteur à la réalité complexe et exigeante de ce milieu, en lui fournissant à la fois des connaissances théoriques essentielles et des exemples concrets tirés de l'expérience quotidienne des professionnels. À travers une progression claire, le livre aborde d'abord les fondamentaux du service de réadaptation, puis détaille les différents types de prises en charge, les pathologies spécifiques et le rôle primordial de l'aide-soignant au sein d'une équipe pluridisciplinaire. Chaque chapitre traite d'un aspect particulier du métier, de l'accueil du patient à la gestion des soins d'hygiène, en passant par la participation active à la rééducation, l'accompagnement psychologique, et les enjeux éthiques et techniques.

Ce livre ne se contente pas de fournir une description des tâches à accomplir ; il invite le lecteur à réfléchir à l'évolution du métier, à l'impact des nouvelles technologies sur la rééducation, et à la place grandissante de l'aide-soignant dans un système de santé où l'autonomie du patient est un objectif central. En ce sens, il met en lumière le rôle de l'aide-soignant comme facilitateur de l'autonomie, en collaboration avec les kinésithérapeutes, les ergothérapeutes et l'ensemble de l'équipe médicale.

Par ailleurs, une attention particulière est portée à l'aspect humain du métier. Le livre souligne combien la dimension relationnelle, la gestion des émotions et l'empathie sont des qualités indispensables à la réussite du travail en réadaptation. Le patient en rééducation est souvent confronté à des limitations physiques et mentales qui affectent profondément sa vie quotidienne. L'aide-soignant, en interaction constante avec le patient, devient un soutien psychologique crucial, en plus d'assurer des soins de qualité. Ainsi, l'ouvrage accorde une place importante à la relation d'aide et au rôle de l'aide-soignant dans la gestion des moments de doute, de frustration ou de découragement des patients.

En synthèse, ce livre a pour vocation de devenir une référence incontournable pour ceux qui souhaitent s'orienter vers le service de réadaptation, ou pour les professionnels déjà en poste qui cherchent à approfondir leurs connaissances. Il offre une vision riche et nuancée de ce métier en pleine évolution, où le soin ne se limite pas à la technique, mais englobe une véritable démarche d'accompagnement et de réinsertion des patients. Que ce soit pour aider les patients à regagner leur autonomie après un accident, une opération ou une maladie chronique, ou pour soutenir leur moral face aux épreuves de la rééducation, l'aide-soignant est au centre de ce parcours de soins complexe et essentiel.

Chapitre 1

Comprendre le service de réadaptation : Un environnement singulier

Définition et rôle de la réadaptation dans le système de santé

- La réadaptation : entre soins aigus et retour à l'autonomie.

La réadaptation occupe une place singulière dans le parcours de soins, à la croisée des soins aigus et du retour à l'autonomie. C'est une étape charnière qui intervient après la phase critique d'une maladie, d'une opération ou d'un traumatisme, lorsque l'urgence vitale a été maîtrisée, mais où le patient reste vulnérable et souvent limité dans ses capacités fonctionnelles. Le service de réadaptation se distingue par son objectif fondamental : aider le patient à restaurer son indépendance physique, cognitive et sociale. Ici, l'enjeu principal est de permettre à chaque individu de retrouver une autonomie maximale, adaptée à ses capacités et à ses objectifs de vie, qu'il s'agisse de reprendre une activité professionnelle, de réintégrer son domicile ou simplement de se réapproprier des gestes essentiels du quotidien.

La réadaptation commence souvent après une période d'hospitalisation en soins aigus, où l'attention est focalisée sur la stabilisation médicale et le traitement immédiat de la pathologie. Les équipes soignantes y interviennent principalement pour répondre aux besoins urgents du patient, qu'il s'agisse de traiter une infection, de pratiquer une intervention chirurgicale ou de stabiliser une fonction vitale. Une fois cette phase critique franchie, le patient, bien que guéri sur le plan médical, reste souvent affaibli et limité dans sa capacité à fonctionner de manière autonome. C'est à ce moment que la réadaptation prend le relais.

Cette transition des soins aigus à la réadaptation est une étape clé. Si les soins intensifs ou aigus se concentrent sur la survie, la réadaptation, elle, a pour vocation de redonner au patient les moyens de vivre pleinement, en fonction de ses nouvelles capacités. Elle repose sur une approche holistique et pluridisciplinaire, mobilisant plusieurs professionnels de santé tels que les médecins rééducateurs, les kinésithérapeutes, les ergothérapeutes, les orthophonistes, les psychologues, et bien sûr, les aides-soignants. Ensemble, ils travaillent avec le patient pour élaborer un plan de rééducation individualisé, adapté à ses besoins spécifiques et à ses objectifs fonctionnels.

Au cœur de ce processus, la réadaptation s'attache à réapprendre au patient des gestes essentiels qui semblent parfois anodins, mais qui constituent la base de l'autonomie. Pour certains, cela peut signifier réapprendre à marcher après une intervention chirurgicale ou un accident ; pour d'autres, cela peut être de regagner la capacité de se nourrir seul, de se laver ou de s'habiller. Le processus de réadaptation varie selon les pathologies et les séquelles, mais le principe reste le même : chaque étape vise à réduire la dépendance du patient vis-à-vis des soignants, en renforçant progressivement ses capacités physiques et mentales.

L'importance de la réadaptation réside également dans son approche individualisée. Contrairement aux soins aigus où l'intervention médicale est souvent standardisée pour répondre rapidement à des situations d'urgence, la réadaptation prend en compte les spécificités de chaque patient. L'équipe soignante évalue non seulement les limitations physiques, mais aussi les aspects cognitifs, émotionnels et sociaux qui peuvent influencer le processus de récupération. Certains patients peuvent être réticents à l'idée de la rééducation, soit parce qu'ils sous-estiment leurs capacités, soit parce qu'ils sont découragés par la lenteur des progrès. C'est ici que l'accompagnement humain, notamment celui des aides-soignants, joue un rôle crucial. Par leur proximité quotidienne avec le patient, les aides-soignants assurent une présence rassurante, motivant et encourageant chaque petit progrès.

La réadaptation ne se limite donc pas à la rééducation physique. Elle englobe aussi la réhabilitation mentale et émotionnelle, car le parcours de rééducation est souvent semé d'obstacles psychologiques. Les patients confrontés à des incapacités nouvelles, même temporaires, peuvent souffrir de troubles de l'humeur, de dépression, ou d'anxiété liée à l'incertitude de leur rétablissement. L'objectif de la réadaptation est donc également de restaurer la confiance en soi, de redonner de l'espoir, et d'aider le patient à retrouver un équilibre psychologique.

En outre, le succès de la réadaptation repose en grande partie sur la continuité des soins et la préparation au retour à domicile. Pour certains patients, le processus de rééducation peut se poursuivre bien après leur sortie du centre de réadaptation, nécessitant un suivi à domicile ou en ambulatoire. Les aides-soignants, en collaboration avec les autres membres de l'équipe, jouent un rôle central dans cette préparation. Ils participent à l'éducation du patient et de sa famille, en leur enseignant les techniques et les précautions à suivre pour garantir la sécurité et l'autonomie du patient à domicile.

Le retour à l'autonomie n'est pas toujours total, surtout dans les cas où les séquelles d'une pathologie sont permanentes. Cependant, la réadaptation vise à maximiser l'indépendance du patient dans les limites de ses capacités, en lui offrant les outils nécessaires pour adapter son mode de vie à sa nouvelle réalité. Dans certains cas, cela peut impliquer l'utilisation d'aides techniques, comme des déambulateurs, des prothèses, ou des adaptations de l'environnement domestique, pour faciliter les déplacements ou les gestes du quotidien. L'objectif ultime reste de permettre au patient de retrouver une certaine qualité de vie et de réduire autant que possible sa dépendance vis-à-vis des soignants.

- o Les spécificités du service par rapport aux autres unités.

Le service de réadaptation se distingue fondamentalement des autres unités médicales par son approche holistique et par la nature même des soins prodigués. Contrairement aux services de soins aigus, comme les urgences ou la chirurgie, où l'objectif est de stabiliser rapidement l'état de santé du patient et de traiter une pathologie immédiate, le service de réadaptation s'inscrit dans un temps plus long, avec un objectif central : redonner au patient la capacité de se réapproprier son corps et ses fonctions essentielles, afin de restaurer, autant que possible, son autonomie.

L'une des spécificités majeures de ce service est son caractère pluridisciplinaire. Contrairement aux unités médicales classiques où l'intervention est majoritairement centrée autour d'une spécialité (par exemple, la cardiologie ou la neurologie), le service de réadaptation repose sur une collaboration continue et étroite entre différents professionnels de santé. Aux côtés des médecins rééducateurs et des infirmiers, on retrouve les kinésithérapeutes, les ergothérapeutes, les orthophonistes, les psychologues, les assistants sociaux, et bien sûr les aides-soignants. Chaque membre de cette équipe joue un rôle spécifique, mais tous travaillent dans un but commun : favoriser la récupération fonctionnelle et psychologique du patient. Cette complémentarité des compétences est essentielle, car la réadaptation ne se limite pas à une seule dimension du soin, elle embrasse à la fois le corps, l'esprit, et l'environnement social du patient.

Le travail en équipe pluridisciplinaire, bien qu'existant dans d'autres unités, prend ici une forme différente. En service de réadaptation, l'interdépendance des interventions est cruciale. Chaque membre de l'équipe s'appuie sur les observations et les actions des autres pour ajuster au mieux la prise en charge. Par exemple, un kinésithérapeute peut compter sur les informations fournies par l'aide-soignant concernant l'évolution de la mobilité d'un patient lors des soins quotidiens, tandis que le psychologue peut adapter son suivi en fonction des retours des soignants sur l'humeur ou la motivation du patient. C'est cette fluidité dans les échanges et cette synergie des compétences qui font la richesse et la spécificité du service de réadaptation.

Autre particularité notable, le rythme et l'intensité du travail diffèrent de ceux observés dans les autres unités médicales. Alors que les soins aigus nécessitent souvent des interventions urgentes et intensives sur une courte période, la réadaptation implique un engagement sur le long terme. La progression du patient est parfois lente, marquée par des avancées et des reculs, et les professionnels de santé, en particulier les aides-soignants, doivent être à la fois patients et persévérants. Il s'agit d'accompagner les patients à leur rythme, de les soutenir psychologiquement face à leurs frustrations, et de célébrer avec eux chaque petit progrès. Dans ce contexte, la temporalité du soin n'est pas dictée par l'urgence médicale, mais par les capacités et la réceptivité du patient à la rééducation.

Le service de réadaptation se distingue également par la nature des soins prodigués. Là où d'autres unités sont centrées sur des interventions techniques ou des traitements pharmacologiques, la réadaptation met l'accent sur les soins visant à restaurer des fonctions perdues ou altérées. Les soins d'hygiène et de confort, par exemple, prennent ici une dimension bien plus thérapeutique. L'aide-soignant ne se contente pas de laver ou d'habiller un patient ; il l'accompagne progressivement vers la récupération de son autonomie, en l'incitant à participer activement à ces gestes quotidiens. Chaque action est pensée non seulement pour répondre aux besoins immédiats du patient, mais pour lui permettre de retrouver ses capacités motrices ou cognitives.

Par ailleurs, l'atmosphère du service de réadaptation est souvent marquée par une proximité et une relation plus étroite avec les patients, que ce soit en raison de la durée prolongée des séjours ou de l'intensité du travail relationnel. Les patients, souvent confrontés à des pertes fonctionnelles importantes, ont besoin d'un soutien psychologique constant, et cette dimension humaine du soin est au centre des spécificités de la réadaptation. L'aide-soignant, par sa présence continue, devient une figure familière, un repère dans le parcours parfois difficile de la rééducation. Cette relation de confiance, qui se tisse avec le temps, est essentielle pour maintenir la motivation du patient et l'encourager à persévérer dans les efforts, même lorsqu'ils semblent infructueux.

Enfin, la transition vers le retour à domicile ou vers un établissement spécialisé est une étape particulièrement importante dans le service de réadaptation, et représente une autre différence majeure par rapport aux autres unités. Alors que la plupart des services médicaux se concentrent sur la gestion de la phase aiguë de la maladie, le service de réadaptation prépare activement le patient à réintégrer sa vie quotidienne, que ce soit à domicile, en milieu de travail, ou dans une structure adaptée. Cela implique une évaluation constante des capacités du patient à gérer seul certaines tâches, et un travail d'éducation auprès du patient et de sa famille pour garantir une continuité des soins dans un environnement moins médicalisé.

Les différents types de réadaptation
  o Réadaptation fonctionnelle : neurologique, orthopédique, cardiaque, respiratoire.

La réadaptation fonctionnelle est un domaine complexe et diversifié, qui s'adapte aux besoins spécifiques de chaque patient en fonction de la nature des atteintes qu'il a subies. Elle s'étend sur plusieurs champs de spécialisation, couvrant notamment les rééducations neurologique, orthopédique, cardiaque et respiratoire. Chacune de ces réadaptations répond à des enjeux particuliers, en fonction des systèmes du corps affectés, mais partage un objectif commun : restaurer autant que possible les capacités fonctionnelles du patient, afin de lui permettre de retrouver une autonomie et une qualité de vie optimales.

Dans le cadre de la **réadaptation neurologique**, les patients souffrent généralement de lésions du système nerveux central ou périphérique, résultant d'accidents vasculaires cérébraux (AVC), de traumatismes crâniens, de sclérose en plaques ou d'autres pathologies neurologiques. Ces affections entraînent souvent des déficits moteurs, sensoriels ou cognitifs qui altèrent la capacité du patient à se mouvoir, à coordonner ses mouvements ou à effectuer des tâches du quotidien. Le processus de réadaptation neurologique s'articule autour de la récupération de la motricité, de la coordination et du contrôle musculaire. L'intervention des kinésithérapeutes est essentielle pour réapprendre des gestes basiques, comme la marche ou la préhension, tandis que les ergothérapeutes aident à réorganiser la vie quotidienne du patient, en adaptant son environnement à ses nouvelles capacités. L'aide-soignant, de son côté, accompagne le patient dans chaque étape de ce parcours, en l'encourageant lors des moments difficiles, en surveillant son évolution et en veillant à sa sécurité, notamment lors des premières tentatives de mobilisation. En réadaptation neurologique, la patience est clé, car les progrès peuvent être lents et fluctuants, mais chaque petit gain, chaque mouvement retrouvé, est une victoire significative pour le patient et l'équipe soignante.

La **réadaptation orthopédique** se concentre sur les patients ayant subi des traumatismes ou des interventions chirurgicales affectant l'appareil locomoteur : fractures, prothèses de hanche ou de genou, amputations, ou encore suites de chirurgies rachidiennes. Ici, le défi est de rétablir la mobilité et la force musculaire, tout en veillant à la bonne consolidation des structures osseuses et articulaires. Dans ce contexte, les exercices de rééducation sont souvent intensifs, visant à retrouver l'amplitude des mouvements, à renforcer les muscles affaiblis et à réapprendre des gestes fonctionnels, comme se lever, marcher ou monter des escaliers. Le rôle de l'aide-soignant est ici déterminant, notamment pour prévenir les chutes, accompagner les mobilisations précoces et surveiller l'apparition de douleurs ou de complications, comme les infections post-opératoires ou les thromboses. En collaboration avec les kinésithérapeutes, l'aide-soignant aide à maintenir la motivation du patient, car la réadaptation orthopédique peut être éprouvante sur le plan physique. Cependant, chaque progrès, qu'il s'agisse d'une flexion améliorée du genou ou d'un premier pas réalisé après une intervention, est une étape vers la récupération de l'autonomie.

Dans le cadre de la **réadaptation cardiaque**, les patients ont souvent subi un infarctus du myocarde, une chirurgie cardiaque ou souffrent d'insuffisance cardiaque. L'objectif principal de cette réadaptation est de renforcer progressivement la capacité cardiaque et d'améliorer la tolérance à l'effort, tout en enseignant au patient des habitudes de vie saines pour prévenir la récidive. Les séances de rééducation cardiaque incluent des exercices physiques adaptés, sous surveillance médicale, pour réentraîner le cœur à fonctionner efficacement tout en respectant ses limites. Le rôle de l'aide-soignant consiste à assister les patients lors de ces exercices, à surveiller leur état clinique (fréquence cardiaque, tension artérielle), et à intervenir rapidement en cas de signes d'essoufflement, de douleurs thoraciques ou de malaise. La dimension psychologique est également cruciale : après un événement cardiaque majeur, les patients ressentent souvent de l'anxiété ou de l'incertitude quant à leurs capacités futures. L'aide-soignant joue alors un rôle de soutien en les aidant à regagner confiance en leur corps, tout en veillant à ce que les efforts fournis restent dans les limites sécuritaires définies par l'équipe médicale.

Enfin, la **réadaptation respiratoire** s'adresse aux patients atteints de maladies pulmonaires chroniques, comme la bronchopneumopathie chronique obstructive (BPCO), l'asthme sévère ou après une intervention chirurgicale sur les poumons. Ces affections réduisent la capacité pulmonaire et la tolérance à l'effort, rendant les activités quotidiennes très éprouvantes. L'objectif de cette réadaptation est d'améliorer l'efficacité respiratoire et de renforcer les muscles impliqués dans la respiration, à travers des exercices spécifiques, des techniques de drainage bronchique et un entraînement physique adapté. L'aide-soignant, dans ce cadre, joue un rôle de facilitateur, en assistant les patients lors des exercices, en veillant à leur hydratation et à l'hygiène des voies respiratoires, et en surveillant les paramètres respiratoires. Il est également chargé de rassurer les patients, souvent angoissés par leur difficulté à respirer, en leur enseignant des techniques de respiration pour gérer l'essoufflement et en les accompagnant dans leur quotidien pour réduire les facteurs de stress qui aggravent les symptômes.

○ Réadaptation post-traumatique et post-chirurgicale. La réadaptation post-traumatique et post-chirurgicale occupe une place centrale dans le processus de récupération des patients ayant subi des blessures graves ou des interventions chirurgicales majeures. Ces deux types de réadaptation partagent des objectifs communs : aider les patients à retrouver leurs capacités fonctionnelles, restaurer leur autonomie et, surtout, leur permettre de se réapproprier leur corps après des événements qui l'ont profondément altéré, que ce soit un accident, une fracture, une amputation, ou une opération chirurgicale complexe. Ce processus est essentiel pour éviter l'apparition de complications et faciliter un retour à la vie quotidienne dans les meilleures conditions possibles.

La **réadaptation post-traumatique** concerne les personnes ayant été victimes d'accidents ou de traumatismes physiques, qu'il s'agisse d'accidents de la route, de chutes, de blessures sportives ou de tout autre événement ayant causé des fractures, des entorses, des lésions musculaires ou nerveuses. Dans ce contexte, le corps a subi des chocs violents qui, en plus des dommages physiques, peuvent affecter durablement la confiance et la perception du patient de ses propres capacités. L'objectif de la réadaptation est ici double : réparer et rééduquer. Les professionnels, qu'il s'agisse de kinésithérapeutes, d'ergothérapeutes ou d'aides-soignants, travaillent ensemble pour restaurer la mobilité, la force et la fonctionnalité des membres blessés. Mais la dimension psychologique est tout aussi importante, car un traumatisme laisse souvent des séquelles émotionnelles qui peuvent freiner la progression physique. Le patient doit réapprendre à faire confiance à son corps, à dépasser la peur de la douleur ou de la récidive, et à accepter parfois des limitations qui n'existaient pas avant l'accident.

Les étapes de la réadaptation post-traumatique commencent généralement par une mobilisation précoce, lorsque l'état du patient le permet. Une fois la phase aiguë passée, l'immobilisation prolongée, bien que nécessaire pour la guérison des fractures ou des lésions, entraîne souvent une fonte musculaire, une perte de souplesse et une diminution de l'amplitude des mouvements. La rééducation vise à contrebalancer ces effets en aidant le patient à retrouver progressivement sa force et sa mobilité. Cela se fait par des exercices adaptés, l'utilisation d'aides techniques et une assistance dans la reprise des gestes de la vie quotidienne. Dans ce processus, l'aide-soignant joue un rôle clé en accompagnant le patient lors de ses premiers efforts, en surveillant les signes de fatigue ou de douleur, et en encourageant la participation active du patient à sa propre rééducation.

En parallèle, la **réadaptation post-chirurgicale** intervient après une opération souvent lourde et intrusive, telle qu'une pose de prothèse, une chirurgie orthopédique (comme une arthroplastie ou une réparation ligamentaire), ou encore une chirurgie cardiaque, thoracique ou abdominale. Le but est ici de permettre au corps de récupérer non seulement de l'intervention chirurgicale elle-même, mais aussi des effets de l'immobilisation et de l'anesthésie, qui peuvent entraîner une perte de force musculaire, une raideur articulaire et, parfois, des complications comme des infections ou des troubles respiratoires. La réadaptation post-chirurgicale débute souvent très tôt, parfois dès les premiers jours après l'opération, afin de prévenir l'apparition de complications secondaires comme les escarres, les thromboses veineuses ou les adhérences cicatricielles.

Le processus de réadaptation post-chirurgicale s'organise autour de plusieurs axes. D'abord, il s'agit de gérer la douleur post-opératoire, qui peut freiner la mobilisation. L'aide-soignant, en collaboration avec l'équipe médicale, veille à ce que la douleur soit correctement évaluée et traitée pour permettre au patient de participer activement à sa rééducation. Ensuite, vient la reprise progressive de la mobilité, qui dépend du type d'opération. Pour une chirurgie orthopédique, par exemple, des exercices de mobilisation douce sont effectués pour éviter l'enraidissement des articulations et maintenir la souplesse des muscles. Pour des opérations plus internes, comme une chirurgie cardiaque ou abdominale, l'accent est mis sur la réadaptation respiratoire, la prévention des complications pulmonaires et la récupération de la capacité à bouger sans risques pour la cicatrisation.

L'un des défis majeurs de la réadaptation post-traumatique et post-chirurgicale réside dans la gestion des émotions et des attentes du patient. Beaucoup de patients s'imaginent retrouver rapidement leurs capacités d'avant l'accident ou l'opération, mais la réalité du processus de rééducation est souvent plus lente et plus complexe. L'aide-soignant, qui est en contact direct et quotidien avec le patient, joue ici un rôle essentiel de soutien moral. Il aide à gérer les moments de frustration, encourage les progrès, même modestes, et contribue à maintenir une attitude positive face à la rééducation. Cette relation de confiance entre le patient et l'aide-soignant est déterminante pour le succès de la réadaptation.

Dans certains cas, la réadaptation post-traumatique ou post-chirurgicale peut nécessiter des adaptations à long terme, surtout si des séquelles permanentes subsistent. Par exemple, un patient ayant subi une amputation ou une paralysie partielle devra apprendre à utiliser des prothèses ou des aides techniques, et à réorganiser ses activités de la vie quotidienne en fonction de ses nouvelles capacités. L'accompagnement de l'équipe de réadaptation, et en particulier celui des aides-soignants, est crucial pour aider le patient à naviguer ces nouvelles réalités et à développer des stratégies pour vivre de manière autonome et satisfaisante.

Le travail en équipe pluridisciplinaire
- o La place de l'aide-soignant dans l'équipe médicale : médecins, kinésithérapeutes, ergothérapeutes.

L'aide-soignant occupe une place essentielle au sein de l'équipe médicale en service de réadaptation, et son rôle est fondamental pour le bon déroulement du processus de soins. Bien que son intervention soit souvent perçue comme complémentaire à celle des autres professionnels de santé, la réalité est que l'aide-soignant agit comme un maillon clé de cette chaîne pluridisciplinaire, reliant de manière fluide les différents acteurs que sont les médecins, kinésithérapeutes et ergothérapeutes. Son implication quotidienne et directe auprès des patients permet d'assurer une continuité dans les soins, tout en garantissant un accompagnement individualisé et humain.

Le médecin rééducateur, au centre de la prise en charge médicale, définit le plan global de réadaptation du patient. Il établit un diagnostic, suit l'évolution clinique et ajuste les traitements en fonction des progrès réalisés ou des complications rencontrées. Toutefois, il ne peut être en contact constant avec le patient. C'est ici que l'aide-soignant joue un rôle crucial. Présent quotidiennement auprès des patients, il est l'œil attentif qui observe les petites évolutions, les signes d'amélioration ou d'inquiétude, et les transmet au reste de l'équipe. Grâce à son observation minutieuse, l'aide-soignant contribue à orienter les décisions médicales en partageant des informations souvent subtiles mais cruciales sur l'état physique ou mental du patient. Ces transmissions, précises et régulières, permettent au médecin d'adapter le plan de soins de manière réactive et personnalisée.

Par ailleurs, l'aide-soignant se trouve en première ligne pour appliquer et surveiller les prescriptions médicales, qu'il s'agisse d'administrer les traitements prescrits ou d'assister dans les soins post-opératoires, comme la gestion des plaies, le contrôle de la douleur ou la surveillance des paramètres vitaux. Sa collaboration avec le médecin ne se limite donc pas à la transmission d'informations : il contribue activement à la mise en œuvre des décisions médicales, en veillant à ce que les soins soient adaptés à l'état du patient au jour le jour.

La collaboration avec les **kinésithérapeutes** est également un pilier central du travail de l'aide-soignant. Les kinésithérapeutes ont pour mission principale de restaurer la mobilité et la force musculaire des patients. Ils supervisent les séances de rééducation, définissent les exercices et guident le patient dans les mouvements à réaliser pour retrouver ses capacités fonctionnelles. Cependant, une grande partie de cette rééducation se poursuit en dehors des séances formelles. L'aide-soignant, par sa présence continue, veille à ce que les consignes données par les kinésithérapeutes soient suivies tout au long de la journée. Par exemple, il assiste les patients dans leurs déplacements, les aide à effectuer les mouvements recommandés, tout en surveillant leur posture et leur sécurité. Il est aussi là pour encourager les patients à participer activement à leur propre rééducation, en rappelant l'importance de chaque petit effort réalisé au quotidien, que ce soit lors d'un transfert du lit au fauteuil ou dans l'exécution de gestes simples comme se lever ou marcher.

De plus, l'aide-soignant joue un rôle primordial dans la **prévention des complications** liées à l'immobilité. Lorsque les kinésithérapeutes ne sont pas présents, c'est souvent l'aide-soignant qui veille à la bonne installation du patient dans son lit ou son fauteuil, s'assurant que les risques de formation d'escarres ou d'atrophie musculaire sont minimisés. Il accompagne également les patients lors des premières phases de mobilisation, leur apportant un soutien physique pour éviter les chutes, tout en favorisant leur confiance dans leur capacité à se mouvoir à nouveau.

En ce qui concerne la collaboration avec les **ergothérapeutes**, l'aide-soignant joue un rôle de facilitateur dans le travail de rééducation des gestes du quotidien. L'ergothérapeute aide le patient à réapprendre les actions essentielles de la vie courante, comme s'habiller, se laver, ou se nourrir, en prenant en compte les limitations physiques ou cognitives induites par la pathologie. L'aide-soignant prolonge cette intervention en appliquant ces principes lors des soins quotidiens. Par exemple, il encourage le patient à participer activement à sa propre toilette, en l'aidant à utiliser les techniques adaptées pour compenser ses limitations, ou en lui apprenant à utiliser des aides techniques, comme des barres d'appui ou des outils spécialisés pour faciliter la prise en main d'objets.

L'aide-soignant est souvent celui qui accompagne le patient dans la répétition de ces gestes tout au long de la journée, en dehors des séances avec l'ergothérapeute. Il renforce ainsi l'autonomie du patient, tout en ajustant son soutien en fonction des capacités réelles et de l'état de fatigue du patient. Cette implication continue permet de garantir une progression régulière, car chaque geste quotidien, même le plus anodin, devient une opportunité d'apprendre ou de réapprendre.

Sur le plan relationnel, l'aide-soignant apporte une dimension humaine qui complète celle des autres membres de l'équipe. En étant au plus près du patient au quotidien, il est souvent le premier à percevoir les difficultés émotionnelles ou psychologiques que celui-ci peut rencontrer dans le cadre de sa rééducation. Cette proximité permet à l'aide-soignant de jouer un rôle de soutien moral, en réconfortant le patient lors des moments de doute ou de découragement. Il facilite ainsi l'adhésion du patient au programme de rééducation en l'aidant à surmonter les peurs et les frustrations liées à ses limitations physiques.

o Les interactions avec les patients et les familles.

Les interactions avec les patients et leurs familles occupent une place centrale dans le quotidien de l'aide-soignant, en particulier en service de réadaptation, où l'accompagnement ne se limite pas aux soins physiques, mais s'étend au soutien émotionnel et à l'écoute des besoins profonds des patients. La réadaptation, souvent longue et éprouvante, nécessite une relation de confiance et une communication fluide entre les patients, leurs proches et l'ensemble de l'équipe soignante. L'aide-soignant, par sa présence constante et son rôle de premier interlocuteur, devient le lien essentiel dans cette dynamique, assurant à la fois la transmission des informations, l'écoute des préoccupations et la gestion des attentes.

Avec le patient, la relation va bien au-delà de la simple exécution des soins. L'aide-soignant est celui qui, jour après jour, accompagne le patient dans son parcours de réadaptation, le soutenant lors des moments de doute et l'encourageant face aux progrès, même minimes. Cette proximité permet à l'aide-soignant de comprendre les besoins individuels du patient, qu'ils soient d'ordre physique ou psychologique. Chaque geste de soins devient une opportunité de créer un lien, de rassurer, de motiver. Par exemple, lors des soins d'hygiène, qui peuvent être des moments de vulnérabilité pour le patient, l'aide-soignant instaure une relation de respect et de dignité, permettant au patient de se sentir pris en charge de manière humaine et attentive. Cette attention aux détails, comme la manière dont un patient préfère être aidé ou ses petites victoires au quotidien, contribue à instaurer une relation de confiance durable.

La dimension psychologique de cette interaction est particulièrement importante dans un contexte où de nombreux patients peuvent éprouver des sentiments de frustration, d'impuissance, voire de dépression. La perte temporaire ou permanente d'autonomie est un bouleversement majeur dans la vie de tout individu, et l'aide-soignant se retrouve souvent en première ligne pour percevoir ces moments de détresse. En étant à l'écoute active des émotions et des craintes exprimées, l'aide-soignant peut jouer un rôle de soutien moral, permettant au patient de se sentir compris et encouragé. Cette dimension d'empathie, même dans des échanges brefs, aide à créer un environnement propice à la réadaptation, où le patient se sent accompagné non seulement dans sa récupération physique, mais aussi dans sa lutte mentale contre la peur de ne pas retrouver ses capacités.

L'interaction ne se limite pas au patient. La **famille**, souvent anxieuse et parfois démunie face à la situation de leur proche, joue également un rôle important dans le processus de réadaptation, et l'aide-soignant doit savoir gérer cette relation avec tact et professionnalisme. Les proches sont souvent ceux qui connaissent le mieux le patient et qui seront les principaux soutiens une fois celui-ci sorti de l'établissement. Il est donc crucial de les impliquer dans le processus, tout en leur fournissant les informations nécessaires sur l'évolution de la rééducation et les besoins du patient. L'aide-soignant devient alors un médiateur essentiel entre l'équipe médicale et la famille, en expliquant de manière claire et accessible les progrès réalisés, les exercices à poursuivre, ou encore les soins à anticiper après le retour à domicile.

Cette interaction avec les familles nécessite une grande capacité d'écoute et de pédagogie. Les proches, en proie à l'incertitude ou à l'inquiétude, cherchent souvent à comprendre ce que traversent leurs êtres chers et ce qu'ils peuvent faire pour les aider. L'aide-soignant joue un rôle fondamental en expliquant le processus de réadaptation, en clarifiant les attentes réalistes et en répondant aux questions avec bienveillance. Parfois, cela signifie aussi apaiser des inquiétudes excessives, tout en donnant des conseils pratiques sur les gestes à adopter pour aider le patient dans sa rééducation. L'aide-soignant doit alors s'assurer que les membres de la famille se sentent soutenus, informés et impliqués, sans être submergés par des responsabilités qu'ils ne se sentiraient pas capables d'assumer.

De plus, le retour à domicile ou en structure adaptée représente souvent une étape complexe à préparer, tant pour le patient que pour la famille. L'aide-soignant contribue à cette préparation en fournissant des recommandations concrètes et en veillant à ce que la famille comprenne bien les besoins spécifiques du patient : comment l'accompagner dans ses déplacements, quels exercices encourager, quelles précautions prendre pour éviter les chutes ou autres complications. Cette préparation permet de réduire l'anxiété des proches, tout en leur donnant les outils nécessaires pour jouer un rôle actif dans la continuité des soins à domicile.

Dans certains cas, les familles peuvent également se retrouver confrontées à des dilemmes émotionnels, notamment lorsque les progrès du patient sont lents ou que des séquelles permanentes compliquent le retour à une vie normale. L'aide-soignant, en tant que relais de l'équipe soignante, doit faire preuve de délicatesse pour aborder ces sujets avec la famille, en veillant à ne pas susciter de faux espoirs tout en encourageant une approche positive et réaliste. La gestion des émotions, tant du patient que de ses proches, est un aspect clé de l'accompagnement, et l'aide-soignant est souvent celui qui, par sa proximité quotidienne, aide à maintenir un équilibre entre espoir et pragmatisme.

Les missions spécifiques de l'aide-soignant en réadaptation
- Assurer le bien-être et la surveillance clinique des patients.

Assurer le bien-être et la surveillance clinique des patients est l'une des missions fondamentales de l'aide-soignant, en particulier dans le cadre de la réadaptation, où le suivi minutieux de l'état physique et psychologique du patient est essentiel pour garantir une récupération optimale. Ce double rôle, à la fois préventif et curatif, repose sur une attention constante aux besoins du patient et sur une vigilance accrue vis-à-vis de son état de santé, afin de détecter les moindres signes de complication ou d'amélioration. Cette surveillance, bien qu'elle puisse sembler routinière, est en réalité cruciale, car elle permet d'ajuster rapidement les soins en fonction des changements subtils dans l'état du patient.

Le bien-être du patient passe d'abord par la qualité des soins prodigués au quotidien. En réadaptation, le confort physique est primordial, car il conditionne souvent la participation active du patient à son propre rétablissement. L'aide-soignant veille à ce que le patient soit installé de manière appropriée, en évitant les postures prolongées qui pourraient entraîner des douleurs, des escarres ou une gêne respiratoire. Cette attention aux détails, comme l'ajustement des oreillers, le repositionnement régulier du patient ou le soutien lors des déplacements, contribue directement à améliorer la qualité de vie du patient durant son séjour. En prenant soin de chaque aspect de son confort, l'aide-soignant crée un environnement propice à la récupération, où le patient se sent soutenu et respecté dans ses besoins.

Le bien-être ne se limite pas aux soins physiques. Il englobe également une dimension psychologique qui est tout aussi importante dans le processus de réadaptation. Les patients en rééducation, souvent confrontés à une perte temporaire ou permanente d'autonomie, peuvent éprouver des sentiments de frustration, de découragement ou de peur face à l'avenir. L'aide-soignant, par sa présence quotidienne et son contact direct avec le patient, joue un rôle clé en apportant un soutien moral et en instaurant un climat de confiance. En écoutant les inquiétudes du patient, en répondant à ses questions et en le rassurant sur les progrès réalisés, l'aide-soignant contribue à réduire l'anxiété et à renforcer la motivation du patient à participer activement à sa rééducation.

La surveillance clinique, quant à elle, est un aspect plus technique mais tout aussi crucial du travail de l'aide-soignant. Elle implique une observation attentive et continue des signes vitaux du patient ainsi que de ses réactions aux soins prodigués. Chaque jour, l'aide-soignant vérifie des paramètres tels que la température corporelle, le pouls, la tension artérielle ou encore la respiration du patient. Ces informations, recueillies régulièrement, permettent de suivre l'évolution de l'état de santé du patient et de détecter d'éventuels signes de détérioration. Par exemple, une augmentation de la température peut indiquer le début d'une infection, tandis qu'une respiration irrégulière peut signaler une complication respiratoire. Ces observations, souvent faites en dehors des moments d'examen par le médecin ou les infirmiers, sont capitales pour intervenir rapidement en cas de problème.

L'aide-soignant doit également être attentif aux signes moins évidents mais tout aussi importants, comme la couleur de la peau, la présence d'œdèmes ou de rougeurs, ou encore les expressions de douleur du patient. Certains patients, en particulier ceux qui ont des troubles cognitifs ou des difficultés de communication, peuvent ne pas être capables d'exprimer verbalement leur douleur ou leur inconfort. C'est ici que l'expérience et l'intuition de l'aide-soignant entrent en jeu. En observant attentivement le comportement du patient, en notant des changements dans sa posture, son appétit ou son sommeil, l'aide-soignant peut repérer des signes subtils de malaise ou de souffrance. Ces observations, bien que souvent discrètes, sont d'une importance capitale pour prévenir des complications plus graves.

En parallèle, la surveillance clinique implique aussi une vigilance accrue lors des activités de rééducation. Dans le cadre de la mobilisation des patients, par exemple, l'aide-soignant doit être attentif aux réactions physiques du patient pendant et après l'effort. La fatigue excessive, la douleur intense ou les vertiges peuvent être des signes que le patient est en train de dépasser ses limites, nécessitant alors un ajustement des exercices ou une réévaluation par l'équipe médicale. Cette vigilance constante permet d'éviter les risques de chutes ou d'accidents, tout en assurant une rééducation progressive et adaptée aux capacités du patient.

La prévention des escarres est un autre aspect fondamental de cette surveillance clinique. Les patients alités ou à mobilité réduite sont particulièrement vulnérables aux escarres, des lésions cutanées qui se forment à cause de la pression prolongée sur certaines parties du corps. L'aide-soignant doit régulièrement repositionner le patient pour soulager ces zones de pression, tout en surveillant attentivement l'état de la peau. Il joue un rôle préventif clé en appliquant des protocoles de soins spécifiques, comme l'utilisation de coussins ou de matelas anti-escarres, et en hydratant la peau du patient pour en préserver l'intégrité.

Enfin, l'aspect préventif du rôle de l'aide-soignant s'étend également à la gestion de la douleur. En surveillant les expressions et les signes de douleur du patient, l'aide-soignant peut ajuster son approche pour rendre les soins moins inconfortables, tout en signalant à l'équipe médicale lorsque des traitements antidouleur supplémentaires sont nécessaires. Ce suivi attentif permet de garantir que le patient ne souffre pas inutilement, tout en favorisant une participation plus active à la rééducation, car un patient soulagé de sa douleur est un patient plus disposé à s'engager dans les exercices de réadaptation.

- o Faciliter la rééducation et la réinsertion des patients dans la vie quotidienne.

Faciliter la rééducation et la réinsertion des patients dans la vie quotidienne est l'une des missions les plus fondamentales et valorisantes du service de réadaptation. Il s'agit de guider les patients tout au long d'un parcours complexe où, après avoir traversé une maladie, un traumatisme ou une intervention chirurgicale, ils doivent réapprendre à effectuer des gestes essentiels, retrouver leur autonomie et reprendre leur place dans la société. Ce processus ne se limite pas à une simple rééducation physique ; il englobe un travail global qui intègre le corps, l'esprit et l'environnement du patient, afin de permettre un retour progressif, mais complet, à une vie fonctionnelle et épanouie.

La rééducation commence par la restauration des capacités physiques du patient. Après un accident ou une intervention chirurgicale, beaucoup de patients se retrouvent confrontés à des limitations qu'ils n'avaient jamais connues auparavant : difficultés à marcher, à se servir de leurs mains, à se tenir debout, voire à accomplir des tâches aussi simples que se lever d'un fauteuil ou prendre un objet. C'est dans cette phase que l'aide-soignant, en collaboration avec les kinésithérapeutes et les ergothérapeutes, joue un rôle clé. Il ne s'agit pas seulement d'assister physiquement le patient dans la réalisation de ces mouvements, mais aussi de lui redonner confiance en ses capacités. Chaque geste, aussi simple soit-il, doit être encouragé et répété pour que le patient progresse et renforce ses compétences motrices. L'aide-soignant veille à ce que ces gestes deviennent de plus en plus autonomes, en apportant le soutien nécessaire sans faire à la place du patient. Par exemple, lors de la toilette ou des repas, le rôle de l'aide-soignant est d'accompagner le patient dans ces gestes quotidiens, tout en l'encourageant à les réaliser par lui-même, même de manière partielle.

La rééducation physique va de pair avec un soutien moral constant. La perte d'autonomie, qu'elle soit temporaire ou permanente, peut entraîner une profonde remise en question de soi et susciter de la frustration, voire de la détresse psychologique. L'aide-soignant est souvent celui qui, par sa présence quotidienne et son écoute active, apaise ces angoisses. Il motive le patient à poursuivre les exercices de rééducation, même lorsque les progrès semblent lents ou difficiles. Cette relation de proximité permet au patient de se sentir soutenu dans son effort de réapprentissage, tout en renforçant sa volonté de surmonter les défis qu'il rencontre. La rééducation, bien que physique dans son approche, est aussi un processus psychologique qui nécessite une forte résilience. L'aide-soignant, en étant à l'écoute des frustrations et des doutes du patient, joue un rôle crucial pour maintenir un moral positif tout au long de cette période.

Une fois les progrès physiques amorcés, l'étape suivante de la rééducation est la réinsertion progressive du patient dans sa vie quotidienne. Cela implique d'adapter les gestes appris lors des séances de rééducation à la réalité de la vie de tous les jours. Il ne suffit pas de pouvoir se lever ou marcher quelques pas en salle de rééducation ; le véritable objectif est de permettre au patient de retrouver un mode de vie aussi indépendant que possible, que ce soit chez lui, dans son milieu professionnel ou social. L'aide-soignant joue ici un rôle d'accompagnement essentiel. Par exemple, il aide le patient à réapprendre des gestes pratiques, comme cuisiner, s'habiller, monter et descendre les escaliers ou encore gérer les objets de la vie courante. Chaque exercice de rééducation est orienté vers un retour à la réalité, afin que le patient puisse, peu à peu, réintégrer ces gestes dans son quotidien.

Cette réinsertion nécessite également une attention particulière aux besoins spécifiques du patient et à son environnement. Parfois, la rééducation doit s'accompagner de l'adaptation du lieu de vie ou de l'usage d'aides techniques. L'aide-soignant, en collaboration avec l'ergothérapeute, accompagne le patient dans l'utilisation de ces outils, comme les déambulateurs, les barres d'appui ou encore les fauteuils roulants. Il veille à ce que le patient sache se servir de ces aides de manière autonome, tout en garantissant sa sécurité. Cette phase d'apprentissage est cruciale pour éviter les risques de chute ou de blessure, tout en favorisant l'autonomie du patient dans son environnement domestique.

Le soutien à la réinsertion du patient s'étend également à l'implication de la famille et des proches. Le retour à la maison, après une longue période d'hospitalisation ou de rééducation, peut être une source d'angoisse pour les patients, surtout lorsqu'ils ne sont pas totalement remis. L'aide-soignant, en relation avec l'équipe pluridisciplinaire, veille à préparer cette transition en informant et en éduquant les proches sur les gestes à adopter pour accompagner le patient dans sa vie quotidienne. Il s'agit non seulement de leur apprendre comment aider le patient physiquement, mais aussi de leur fournir des outils pour le soutenir moralement et l'encourager à maintenir ses acquis. En expliquant les besoins spécifiques du patient et les stratégies pour éviter les complications, l'aide-soignant joue un rôle crucial dans la réussite de la réinsertion à domicile.

Enfin, pour certains patients, la réinsertion implique également un retour progressif dans le monde du travail ou des activités sociales. Cette étape est essentielle pour redonner un sens à la vie du patient et renforcer son estime de soi. L'aide-soignant, en collaboration avec les assistantes sociales et les ergothérapeutes, contribue à cette réinsertion en aidant le patient à reprendre confiance dans ses capacités à évoluer dans un environnement extérieur. Il peut s'agir de simples sorties, de reprendre des habitudes sociales ou d'envisager une activité professionnelle adaptée à ses nouvelles capacités. Cette dimension de la réinsertion est souvent l'aboutissement du processus de rééducation, car elle symbolise le retour du patient à une vie plus autonome et active.

Chapitre 2

Accueillir et évaluer le patient : L'étape cruciale de l'observation

L'accueil en service de réadaptation : Un moment clé

- La prise en charge dès l'arrivée : écoute et humanité.

La prise en charge d'un patient dès son arrivée dans un service de réadaptation est une étape cruciale, qui détermine souvent le déroulement de tout son parcours de soins. C'est un moment délicat où le patient, souvent fragilisé par une maladie, une intervention chirurgicale ou un accident, arrive dans un environnement nouveau, éloigné de son cadre familier et parfois chargé d'incertitudes. Dès ces premiers instants, l'écoute attentive et l'humanité dont fait preuve l'aide-soignant sont essentielles pour créer un climat de confiance et apaiser les angoisses du patient. Ces qualités, à la base d'une relation de soin réussie, permettent non seulement d'instaurer une relation respectueuse, mais aussi de poser les fondations d'un accompagnement efficace et bienveillant tout au long de la rééducation.

Lorsqu'un patient franchit les portes d'un service de réadaptation, il arrive généralement dans un état de vulnérabilité. Physiquement, il peut être affaibli, limité dans ses mouvements, ou souffrir de douleurs résiduelles. Psychologiquement, il peut être perturbé par l'incertitude concernant ses capacités de récupération ou par la peur de perdre définitivement son autonomie. L'aide-soignant, qui est souvent l'un des premiers interlocuteurs du patient, doit être particulièrement sensible à cette fragilité. Une attitude d'écoute active dès l'accueil permet de rassurer le patient et de répondre à ses premières interrogations. En prenant le temps de le laisser exprimer ses inquiétudes, ses attentes, mais aussi ses doutes, l'aide-soignant montre qu'il est là pour l'accompagner de manière personnalisée, dans une approche qui dépasse la simple exécution de soins techniques.

L'humanité, dans ces premiers instants, se traduit par de petites attentions qui semblent anodines, mais qui sont essentielles pour le bien-être du patient. Il s'agit de gestes simples : sourire, poser des questions ouvertes, utiliser un ton de voix apaisant, se présenter avec bienveillance, tout en expliquant au patient ce qui va se passer dans les heures et les jours à venir. Ces actions permettent de diminuer le stress que peuvent ressentir les patients lorsqu'ils se retrouvent dans un cadre hospitalier, souvent perçu comme impersonnel ou intimidant. Ce sont ces gestes d'attention qui font que le patient se sent vu et entendu en tant qu'individu, et non pas réduit à une pathologie ou à un numéro de dossier.

Cette première prise en charge ne se limite pas à l'écoute des besoins médicaux du patient, mais prend en compte sa globalité. Il est fréquent que les patients en réadaptation aient des questions qui dépassent le strict cadre des soins : des préoccupations sur leur vie quotidienne, sur leur famille, sur leur avenir. L'aide-soignant, par son attitude ouverte et empathique, peut capter ces interrogations et y répondre de manière adaptée, ou orienter le patient vers les professionnels compétents, comme les assistantes sociales ou les psychologues. Le fait d'instaurer dès le départ un dialogue ouvert aide le patient à comprendre qu'il sera soutenu non seulement sur le plan physique, mais aussi sur les plans émotionnel et social, dans une approche globale et humaine.

En plus de l'écoute et de l'humanité, la prise en charge dès l'arrivée implique également une certaine pédagogie. Le patient, en arrivant dans un service de réadaptation, doit comprendre ce qui l'attend. L'aide-soignant a ici un rôle pédagogique important : il explique les différentes étapes du parcours de rééducation, le fonctionnement du service, ainsi que les règles à suivre pour assurer une prise en charge optimale. Cette transparence permet au patient de se sentir en sécurité et de savoir à quoi s'attendre. Lorsque les soins et les objectifs sont clairement expliqués, le patient devient un acteur plus actif de sa rééducation, car il comprend mieux les raisons des soins qui lui sont prodigués.

L'accueil ne se fait pas uniquement à l'échelle individuelle, mais intègre également la famille du patient, lorsque cela est possible. Souvent, les proches sont eux aussi inquiets ou désorientés face à la situation de leur parent ou conjoint, et ils ont besoin d'être rassurés et informés. L'aide-soignant, en prenant le temps d'accueillir également la famille, participe à créer un environnement serein et propice à la réadaptation. Cette interaction contribue à renforcer le soutien que le patient recevra à l'extérieur de l'hôpital, en expliquant aux proches comment ils peuvent l'accompagner, en les préparant à certains aspects du parcours de soins, et en répondant à leurs interrogations. Cela favorise une meilleure intégration de la rééducation dans la vie quotidienne du patient, une fois de retour chez lui.

Enfin, l'humanité dans la prise en charge initiale se manifeste aussi par l'adaptation aux besoins et aux attentes spécifiques de chaque patient. Il est essentiel de reconnaître que chaque personne est unique et que chaque parcours de réadaptation sera différent. Certains patients peuvent être impatients de commencer leur rééducation, tandis que d'autres seront plus réticents, effrayés par la douleur ou par les efforts que cela implique. L'aide-soignant doit savoir adapter son approche, en étant à l'écoute de ces signaux, et en ajustant le niveau de soutien et d'encouragement nécessaire. Parfois, cela signifie prendre le temps de discuter plus longuement avec un patient qui exprime des craintes, ou au contraire, de soutenir fermement ceux qui sont plus pressés de progresser mais qui ont besoin d'être tempérés pour éviter les rechutes ou les excès d'effort.

- La création d'un environnement sécurisé et rassurant.

La création d'un environnement sécurisé et rassurant est un aspect fondamental du travail en service de réadaptation. Pour des patients qui, souvent, sortent d'une phase aiguë de soins ou qui se remettent d'un traumatisme physique ou psychologique, se sentir en sécurité est indispensable à leur rétablissement. Un tel environnement ne concerne pas seulement la sécurité physique, mais également le bien-être émotionnel. C'est dans cet espace sécurisé, où le patient sait qu'il peut progresser sans risque, qu'il trouve la confiance nécessaire pour se réengager dans sa rééducation et, à terme, retrouver son autonomie. L'aide-soignant joue un rôle clé dans la construction de ce climat de sécurité, grâce à son attention constante, à la qualité des soins prodigués et à la relation de confiance qu'il établit avec le patient.

D'abord, la sécurité physique repose sur la prévention des risques liés à la perte de mobilité ou aux faiblesses physiques des patients. Beaucoup de ceux qui arrivent en réadaptation ont une mobilité réduite, sont sujets aux chutes ou souffrent de douleurs post-opératoires, de raideurs articulaires ou de vertiges. L'aide-soignant doit être constamment vigilant à l'état du patient, en adaptant les soins et les installations pour prévenir tout incident. Par exemple, l'aide-soignant veille à la bonne utilisation des dispositifs de soutien, comme les barres d'appui, les déambulateurs ou les fauteuils roulants, pour assurer que chaque déplacement se fasse sans danger. De plus, il doit s'assurer que le lit du patient est ajusté à la bonne hauteur, que les passages sont dégagés et que les aides techniques sont toujours à portée de main pour que le patient ne prenne pas de risques inutiles en essayant de se déplacer seul sans assistance.

En parallèle, l'aide-soignant joue un rôle préventif en surveillant de près les signes de fatigue ou de douleur chez le patient. Il s'assure que les exercices de rééducation, bien que nécessaires, ne dépassent pas les capacités du patient, afin d'éviter les blessures ou l'aggravation des symptômes. Cette vigilance constante permet de maintenir un équilibre entre l'effort demandé et la sécurité, favorisant une progression en douceur vers l'autonomie. En agissant ainsi, l'aide-soignant donne au patient la certitude qu'il peut travailler à sa rééducation dans un cadre où chaque geste est surveillé, chaque étape est maîtrisée, et où les risques sont minimisés.

Ensuite, la création d'un environnement rassurant passe par l'instauration d'une relation de confiance entre le patient et l'équipe soignante. L'aide-soignant, par son contact quotidien, est souvent celui qui incarne cette proximité. Cette relation repose sur l'écoute active et la disponibilité de l'aide-soignant, qui doit être capable de percevoir les besoins non exprimés du patient et de répondre à ses inquiétudes. Un patient en réadaptation peut se sentir vulnérable, notamment lorsqu'il doit réapprendre à effectuer des gestes de base qu'il réalisait auparavant sans effort. La présence bienveillante de l'aide-soignant, qui encourage sans brusquer, aide le patient à dépasser ses peurs. Il sait que, même s'il trébuche, il sera soutenu. Cette assurance est cruciale pour oser se lancer dans des exercices ou des mouvements qui peuvent sembler effrayants après une longue immobilisation ou une opération complexe.

L'humanité et la compréhension dont fait preuve l'aide-soignant dans ses interactions quotidiennes contribuent également à créer un environnement psychologiquement rassurant. Le patient, souvent confronté à l'incertitude sur son avenir, peut exprimer des doutes sur sa capacité à se remettre ou à retrouver son autonomie. L'aide-soignant, par son soutien moral, sa disponibilité et son attitude empathique, participe à dissiper ces angoisses. Chaque petit progrès est valorisé, chaque inquiétude est prise au sérieux. Ainsi, le patient se sent non seulement en sécurité physiquement, mais également soutenu émotionnellement, ce qui lui permet de progresser plus sereinement dans sa rééducation.

La familiarité et la constance des soins prodigués par l'aide-soignant jouent également un rôle fondamental dans le sentiment de sécurité ressenti par le patient. La routine quotidienne des soins, qu'il s'agisse de l'hygiène, des repas ou de la rééducation, est en elle-même un facteur de stabilité. Pour un patient qui, souvent, a vécu une rupture brutale dans sa vie à cause de sa maladie ou de son accident, ces gestes routiniers et réguliers donnent un cadre prévisible et structurant. L'aide-soignant, en assurant une continuité dans les soins, permet au patient de se repérer dans le temps et de reprendre progressivement un contrôle sur son corps et sur son quotidien. Cette constance dans les soins permet également au patient d'anticiper les étapes de sa rééducation, ce qui renforce son sentiment de maîtrise et de sécurité.

Enfin, la dimension sécurisante d'un environnement de réadaptation ne s'adresse pas uniquement au patient, mais aussi à ses proches. La famille, souvent inquiète pour l'état de santé de leur proche, trouve un apaisement en constatant que le patient est pris en charge dans un cadre bienveillant et sécurisé. L'aide-soignant, en communiquant régulièrement avec les familles, en expliquant les soins prodigués et les progrès réalisés, contribue à cette tranquillité d'esprit. Lorsque la famille est rassurée, elle devient elle-même un soutien pour le patient, ce qui favorise encore davantage un environnement global de confiance et de sécurité.

L'observation clinique au quotidien
- Reconnaître les signes d'amélioration ou de complications.

Reconnaître les signes d'amélioration ou de complications chez un patient en réadaptation est une tâche cruciale qui exige de l'aide-soignant une observation attentive et une grande sensibilité aux moindres changements physiques, émotionnels ou comportementaux. La réadaptation est un processus long et souvent complexe, où les progrès peuvent être lents et les complications parfois insidieuses. L'aide-soignant, en étant au contact quotidien du patient, est particulièrement bien placé pour repérer ces évolutions, qu'elles soient positives ou négatives, et pour en informer l'équipe médicale afin d'ajuster la prise en charge. Cette vigilance est essentielle non seulement pour maximiser les chances de rétablissement du patient, mais aussi pour prévenir des complications qui pourraient compromettre ses progrès.

Les **signes d'amélioration** peuvent prendre plusieurs formes et apparaître progressivement. Physiquement, ils se manifestent souvent par une augmentation de la mobilité ou de la force musculaire, une meilleure coordination des mouvements, ou encore une plus grande autonomie dans les gestes du quotidien. Un patient qui parvient à se lever seul, à marcher plus longtemps sans aide ou à accomplir des tâches simples, comme s'habiller ou se laver, montre des signes concrets de rétablissement. L'aide-soignant, en accompagnant le patient lors de ces activités, peut non seulement observer ces progrès, mais aussi les encourager. Il est souvent le premier à remarquer que le patient a besoin de moins d'assistance, qu'il se fatigue moins vite ou qu'il semble plus confiant dans ses mouvements. Ces petits signes, bien que subtils, sont des indicateurs précieux qui montrent que la rééducation progresse dans la bonne direction.

L'amélioration peut également être constatée à travers une réduction de la douleur ou une meilleure gestion des symptômes. Un patient qui se plaint moins de douleurs, qui parvient à mieux respirer après une rééducation respiratoire ou qui se montre plus à l'aise dans les activités physiques signale souvent un bon progrès. L'aide-soignant, en étant à l'écoute de ces changements et en surveillant attentivement les réactions du patient pendant les soins ou les exercices, est capable de repérer ces améliorations, même minimes. Cela permet à l'équipe soignante de mesurer l'efficacité des traitements et de continuer à adapter les soins de manière optimale.

Au-delà des aspects physiques, les signes d'amélioration se manifestent également sur le plan psychologique. Un patient en réadaptation qui commence à retrouver confiance en lui, qui exprime plus de motivation ou qui montre de l'enthousiasme pour sa rééducation est un patient sur la voie du rétablissement. L'aide-soignant, par sa proximité et son soutien constant, est bien placé pour capter ces changements d'attitude. Un sourire, une parole positive, un désir accru de participer aux exercices ou aux activités quotidiennes sont autant de signes encourageants que le patient reprend confiance en ses capacités. L'aide-soignant joue ici un rôle crucial non seulement pour observer ces améliorations, mais aussi pour les renforcer en encourageant le patient, en le félicitant pour ses efforts et en le motivant à poursuivre.

Cependant, reconnaître les **signes de complications** est tout aussi important. La réadaptation peut être marquée par des périodes de stagnation ou de régression, qui nécessitent une attention particulière. Les complications physiques peuvent se manifester sous différentes formes, comme une augmentation de la douleur, une difficulté accrue à effectuer des mouvements précédemment acquis, ou l'apparition de nouveaux symptômes, tels que des œdèmes, des rougeurs, des escarres ou des infections. Par exemple, un patient qui se plaint d'une douleur nouvelle ou plus intense après un effort peut signaler une inflammation ou un autre problème sous-jacent. L'aide-soignant, en observant ces changements et en posant des questions ciblées, peut identifier ces signes à un stade précoce et alerter rapidement l'équipe médicale.

Les complications peuvent aussi prendre la forme d'une détérioration générale de l'état de santé du patient. Une fatigue excessive, une perte d'appétit, un changement dans le comportement ou une difficulté à respirer sont autant de signaux d'alarme qui doivent être pris très au sérieux. L'aide-soignant, qui connaît bien le patient, est souvent capable de repérer ces changements subtils avant même que le patient ne les exprime. Par exemple, un patient qui était capable de marcher sur une courte distance mais qui, soudainement, montre des signes d'essoufflement ou de faiblesse accrue, pourrait avoir développé une complication, comme une infection pulmonaire ou un problème cardiaque. Ces signaux, aussi discrets soient-ils, doivent être immédiatement communiqués au reste de l'équipe pour qu'une évaluation médicale approfondie soit menée.

Les complications ne sont pas seulement physiques. Sur le plan psychologique, un patient en réadaptation peut parfois montrer des signes de dépression, de découragement ou d'anxiété. Ces signes, bien que moins visibles, peuvent avoir un impact majeur sur la progression du patient. Une attitude apathique, une perte d'intérêt pour les exercices ou les soins, des plaintes répétées de fatigue ou un isolement croissant sont des indicateurs que le patient rencontre des difficultés émotionnelles ou mentales. L'aide-soignant, par son rôle d'écoute et de soutien, peut capter ces signaux et en parler à l'équipe soignante, afin de proposer un soutien psychologique ou d'ajuster le plan de rééducation en fonction de l'état mental du patient. Ignorer ces signes pourrait ralentir la réadaptation ou aggraver l'état du patient.

La capacité de l'aide-soignant à reconnaître les signes d'amélioration ou de complications repose sur sa vigilance constante et sur une bonne connaissance du patient. En étant présent quotidiennement et en tissant une relation de confiance avec le patient, l'aide-soignant est en mesure de détecter les changements subtils qui peuvent passer inaperçus pour d'autres membres de l'équipe. Ses observations, qu'il transmet lors des réunions de soins ou dans les transmissions écrites, sont une source précieuse d'information pour ajuster les traitements et les exercices de rééducation en temps réel.

- o Les outils de surveillance et de communication avec l'équipe soignante.

Les outils de surveillance et de communication avec l'équipe soignante sont des éléments essentiels dans la prise en charge des patients en réadaptation. Ils permettent de garantir une coordination fluide entre les différents professionnels de santé, d'assurer un suivi constant et précis de l'évolution du patient, et de réagir rapidement face à d'éventuelles complications. Dans un service de réadaptation, où les progrès peuvent être lents et les signes d'amélioration ou de régression subtils, ces outils sont cruciaux pour ajuster les soins et optimiser le parcours de rééducation. L'aide-soignant, en étant le professionnel en contact direct et régulier avec le patient, joue un rôle clé dans l'utilisation de ces outils, car il est souvent le premier à remarquer les petits changements dans l'état de santé du patient.

La **surveillance clinique** repose sur des outils simples mais indispensables, qui permettent de suivre en temps réel l'évolution des paramètres vitaux du patient. Parmi les plus courants, on trouve la prise de la température, la mesure de la tension artérielle, du pouls, de la fréquence respiratoire et parfois de la saturation en oxygène. Ces mesures, effectuées régulièrement, fournissent des indications précieuses sur l'état de santé du patient. Un changement soudain, comme une augmentation de la température, une variation de la tension artérielle ou un essoufflement inhabituel, peut être le signe d'une complication et nécessite une intervention rapide de l'équipe médicale. L'aide-soignant, par son observation constante, doit non seulement enregistrer ces données, mais aussi être capable de les interpréter suffisamment pour alerter les autres membres de l'équipe si nécessaire.

Outre ces paramètres physiques, l'aide-soignant utilise également des **échelles d'évaluation** qui permettent d'apprécier la douleur, la mobilité ou l'autonomie du patient. Par exemple, l'échelle visuelle analogique (EVA) est un outil simple mais efficace pour mesurer la douleur ressentie par le patient. En demandant au patient d'évaluer sa douleur sur une échelle de 1 à 10, l'aide-soignant peut adapter les soins en fonction de ce retour. De même, des échelles spécifiques, comme l'échelle de Braden pour évaluer le risque d'escarres ou l'échelle de Borg pour mesurer la perception de l'effort lors de la rééducation physique, permettent d'ajuster les soins en fonction des besoins spécifiques du patient. Ces outils, en apparence simples, sont essentiels pour une surveillance fine de l'état de santé du patient et pour prévenir l'apparition de complications.

L'observation comportementale est un autre outil précieux dans la surveillance clinique. Par son contact régulier avec le patient, l'aide-soignant est souvent le premier à remarquer des changements subtils dans le comportement ou l'état émotionnel du patient. Une fatigue inhabituelle, un manque de motivation, un isolement progressif ou une baisse de l'appétit peuvent être des signes avant-coureurs de complications physiques ou psychologiques. Ces observations, bien qu'elles ne se traduisent pas toujours par des chiffres ou des mesures, sont tout aussi importantes pour la prise en charge globale du patient. L'aide-soignant, en restant attentif à ces signaux, peut les transmettre à l'équipe soignante afin que des ajustements soient faits, que ce soit dans le traitement, la rééducation ou le soutien psychologique.

L'un des outils de communication les plus fondamentaux est la **transmission écrite**, sous forme de dossier de soins ou de transmissions ciblées. À chaque changement de service ou à chaque fin de poste, l'aide-soignant consigne les observations faites durant la journée dans le dossier du patient. Il y inscrit les paramètres vitaux, les soins effectués, les réactions du patient, ainsi que ses observations sur l'état général du patient. Ce dossier, partagé avec toute l'équipe soignante, constitue une base de données essentielle pour assurer la continuité des soins. Il permet de garder une trace précise de l'évolution du patient et de suivre, jour après jour, les améliorations ou les complications éventuelles. En consignant ses observations de manière claire et détaillée, l'aide-soignant assure que chaque membre de l'équipe dispose des informations nécessaires pour adapter sa prise en charge.

En parallèle, les **réunions d'équipe** sont un autre outil essentiel de communication. Ces moments permettent aux différents membres de l'équipe pluridisciplinaire – médecins, infirmiers, kinésithérapeutes, ergothérapeutes et aides-soignants – de se réunir pour discuter de l'évolution du patient. L'aide-soignant, par son contact direct et quotidien avec le patient, apporte une contribution précieuse lors de ces réunions. Il peut partager des détails spécifiques sur la façon dont le patient réagit aux soins, aux exercices de rééducation ou à l'environnement. Par exemple, il peut signaler une amélioration dans la capacité du patient à marcher, une baisse de la douleur ressentie, ou, à l'inverse, une difficulté croissante dans certaines activités. Cette communication régulière et structurée permet de mettre en place des stratégies adaptées et d'assurer une cohérence dans les soins apportés par chaque membre de l'équipe.

Les **outils numériques**, de plus en plus présents dans les établissements de santé, facilitent également la surveillance et la communication. Les dossiers médicaux informatisés permettent de centraliser toutes les informations sur le patient, accessibles à l'ensemble de l'équipe soignante en temps réel. Ces systèmes permettent de consigner non seulement les observations cliniques, mais aussi les traitements administrés, les résultats d'examens, et même les consignes de l'équipe pluridisciplinaire. L'aide-soignant, en accédant à ces outils numériques, peut consulter les dernières données médicales du patient et mettre à jour en temps réel les informations liées aux soins quotidiens. Cela permet une fluidité de l'information et une réactivité accrue en cas de changement dans l'état du patient.

La **communication verbale** reste un outil indispensable, surtout dans les moments d'urgence ou de changement soudain dans l'état du patient. Lorsqu'un problème est détecté – comme une douleur aiguë, une chute ou un trouble respiratoire – l'aide-soignant doit être capable de transmettre immédiatement ses observations à l'infirmier ou au médecin en poste. Cette communication rapide permet une intervention immédiate et réduit les risques de complications graves. De même, lors des changements de poste, les aides-soignants se transmettent les informations essentielles à la continuité des soins, afin que rien ne soit négligé dans la prise en charge.

Le rôle de l'aide-soignant dans l'évaluation de l'autonomie du patient
- o Grilles d'évaluation de l'autonomie et leur utilisation.

Les grilles d'évaluation de l'autonomie jouent un rôle crucial dans la prise en charge des patients en réadaptation, car elles permettent de mesurer précisément leur capacité à effectuer des gestes essentiels de la vie quotidienne. Ces outils sont indispensables pour évaluer l'évolution des patients au fil du temps, adapter les soins et les exercices de rééducation, et identifier les besoins spécifiques en termes d'assistance. L'aide-soignant, qui accompagne le patient au jour le jour, est au cœur de l'utilisation de ces grilles, car il est en contact direct avec les situations concrètes où l'autonomie du patient est mise à l'épreuve. Ces évaluations sont essentielles pour établir un plan de soins adapté, mais aussi pour suivre les progrès du patient, ajuster les objectifs de rééducation, et favoriser le retour progressif à l'indépendance.

Les grilles d'évaluation de l'autonomie permettent d'évaluer différentes fonctions et capacités du patient dans des domaines variés, tels que la mobilité, l'hygiène, l'alimentation, l'habillage ou encore la gestion des transferts (passage du lit au fauteuil, de la position assise à la position debout, etc.). Chaque domaine de la vie quotidienne est scruté avec attention, et le patient est évalué selon des critères qui mesurent son degré d'indépendance : peut-il effectuer certaines tâches seul ? A-t-il besoin d'une aide partielle ou totale ? Les réponses à ces questions permettent de déterminer le niveau d'assistance nécessaire et de mettre en place des actions ciblées pour améliorer l'autonomie.

L'une des grilles les plus fréquemment utilisées dans ce contexte est l'**indice de Barthel**, qui mesure la capacité d'un patient à accomplir 10 activités de la vie quotidienne, telles que manger, se laver, se déplacer ou utiliser les toilettes. Chaque activité est notée en fonction du degré d'autonomie du patient, et l'addition des scores permet d'établir un indice global de dépendance ou d'indépendance. Par exemple, un patient totalement autonome pour s'habiller ou se laver obtiendra un score maximal dans ces domaines, tandis qu'un patient qui nécessite une assistance complète verra son score réduit. Cette grille est particulièrement utile car elle offre une vue d'ensemble des besoins du patient et permet de fixer des objectifs réalistes et personnalisés pour sa rééducation.

Dans l'utilisation de ces grilles, l'aide-soignant joue un rôle fondamental. En étant présent lors des soins quotidiens, il est à même d'observer de manière précise le comportement du patient et de voir comment celui-ci réagit dans des situations réelles. Lorsque le patient tente de se lever seul, de manger ou de se laver, l'aide-soignant peut noter les difficultés rencontrées, la manière dont le patient s'adapte ou s'il montre des signes d'amélioration. Ces observations sont ensuite traduites en données objectives à l'aide de la grille, qui permet de quantifier les progrès ou les régressions du patient.

L'utilisation des grilles d'évaluation ne se limite pas à la simple collecte de données. Elles sont également un outil précieux pour **adapter les soins**. Par exemple, si la grille révèle que le patient a des difficultés croissantes à effectuer ses transferts seul, l'équipe de rééducation peut décider d'intensifier les exercices de mobilité ou d'apporter des aides techniques, comme l'installation de barres d'appui ou l'utilisation d'un fauteuil roulant adapté. À l'inverse, si la grille montre une amélioration progressive de la mobilité, cela peut être un signal pour encourager le patient à se déplacer davantage seul, tout en réduisant progressivement le niveau d'assistance.

Ces grilles sont également essentielles pour **suivre l'évolution** du patient sur le long terme. En effet, elles permettent de mesurer les progrès ou les stagnations d'un jour à l'autre, d'une semaine à l'autre, et de constater si les objectifs fixés sont atteints. Les aides-soignants, en consignant régulièrement les résultats des évaluations, fournissent à l'équipe médicale et paramédicale des informations précises qui facilitent l'ajustement des programmes de rééducation. Si un patient progresse plus rapidement que prévu dans certaines tâches, la grille permet de redéfinir les objectifs pour aller plus loin dans la réadaptation. Si, au contraire, des blocages apparaissent, elle permet de réévaluer les priorités et de se concentrer sur les points qui posent problème.

Un autre avantage des grilles d'évaluation de l'autonomie est qu'elles **invitent le patient à devenir acteur de sa rééducation**. En effet, en mesurant régulièrement ses capacités, le patient peut voir concrètement les progrès réalisés, même s'ils sont parfois lents ou modestes. Ces outils permettent de rendre visibles des améliorations qui peuvent passer inaperçues au quotidien, comme une augmentation de la force musculaire, une meilleure coordination ou une capacité accrue à se déplacer. En voyant ces progrès chiffrés, le patient est encouragé à continuer ses efforts, car il sait que chaque exercice, chaque geste compte dans le processus de rééducation. Cela renforce également la motivation et l'implication du patient, qui se sent plus responsable de son parcours.

Enfin, les grilles d'évaluation de l'autonomie sont des outils de **communication efficaces** au sein de l'équipe soignante. Les données recueillies par les aides-soignants lors des soins quotidiens sont partagées avec les infirmiers, les médecins rééducateurs, les kinésithérapeutes et les ergothérapeutes, permettant à chacun d'avoir une vision claire et objective des besoins du patient. Cette communication fluide est essentielle pour ajuster les soins et éviter les erreurs, comme une sur-assistance qui pourrait freiner l'autonomie du patient, ou au contraire un manque de soutien dans des situations où le patient en a encore besoin. En centralisant les informations sur l'état d'autonomie du patient, ces grilles facilitent une prise de décision éclairée et coordonnée au sein de l'équipe pluridisciplinaire.

- o Participer à l'ajustement du plan de soins en fonction de l'évolution du patient.

Participer à l'ajustement du plan de soins en fonction de l'évolution du patient est l'une des missions essentielles de l'aide soignant en service de réadaptation. Ce rôle, qui va bien au-delà de l'exécution des soins de base, repose sur une observation fine et continue de l'état physique et psychologique du patient, ainsi que sur une collaboration étroite avec l'équipe médicale et paramédicale. L'objectif est d'adapter les soins et les interventions en fonction des progrès, des besoins, et parfois des régressions du patient, afin d'optimiser son parcours de rééducation et de faciliter son retour à l'autonomie.

La réadaptation est un processus dynamique, où chaque jour peut amener des changements subtils ou significatifs dans l'état de santé du patient. L'aide-soignant, par sa présence quotidienne et son contact direct avec le patient, est souvent le premier à détecter ces évolutions, qu'elles soient positives ou négatives. Par exemple, il peut constater une amélioration progressive de la mobilité du patient, une diminution de la douleur, ou au contraire, l'apparition de nouvelles difficultés, comme une fatigue accrue, des douleurs plus intenses, ou des signes de découragement. Ces observations, bien que parfois discrètes, sont essentielles pour ajuster le plan de soins de manière à ce qu'il reste pertinent et efficace.

Lorsque l'aide-soignant remarque des **progrès** dans l'état du patient, il peut suggérer, en concertation avec l'équipe soignante, d'ajuster le niveau d'assistance fourni. Par exemple, un patient qui parvient à se lever seul avec plus d'aisance ou à marcher sur une distance plus longue peut avoir moins besoin de soutien physique, ce qui permet de lui accorder plus d'autonomie. L'aide-soignant, en relayant ces informations lors des transmissions ou des réunions d'équipe, contribue à adapter les objectifs de rééducation et à encourager une prise en charge plus orientée vers l'indépendance du patient. Ce type d'ajustement est crucial pour éviter une sur-assistance, qui pourrait ralentir la réadaptation, en maintenant le patient dans une dépendance inutile.

Inversement, si l'aide-soignant observe des **difficultés croissantes** ou des signes de régression, il est tout aussi important de réévaluer le plan de soins. Un patient qui montre une fatigue inhabituelle, des douleurs nouvelles ou une perte d'intérêt pour les activités peut avoir besoin d'un soutien supplémentaire. Ces signes peuvent indiquer que le rythme de la rééducation est trop intense ou que des complications apparaissent. Dans ce cas, l'aide-soignant joue un rôle d'alerte en signalant ces changements à l'équipe médicale, permettant ainsi d'ajuster les exercices de rééducation, de revoir les traitements antidouleur ou de mettre en place des aides techniques supplémentaires pour faciliter les mouvements du patient. Ce processus d'adaptation prévient l'épuisement du patient et permet de maintenir un équilibre entre les efforts demandés et les capacités réelles du patient à un moment donné.

L'ajustement du plan de soins ne se limite pas uniquement aux aspects physiques. L'état psychologique du patient joue un rôle central dans sa rééducation, et l'aide-soignant, en étant à l'écoute des émotions et des inquiétudes du patient, contribue également à l'ajustement du soutien psychologique apporté. Un patient qui montre des signes de découragement ou de frustration face à des progrès jugés trop lents peut bénéficier d'un accompagnement moral renforcé ou d'une réorganisation des séances de rééducation pour les rendre moins contraignantes. L'aide-soignant, par son empathie et sa compréhension, peut ainsi proposer des adaptations qui rendent la rééducation plus accessible et moins éprouvante pour le patient, tout en favorisant son engagement dans le processus.

Le **travail en équipe** est au cœur de ce processus d'ajustement. Les observations de l'aide-soignant sont précieuses, car elles apportent des informations concrètes sur la manière dont le patient réagit au quotidien. Lors des transmissions écrites ou verbales, mais aussi lors des réunions pluridisciplinaires, l'aide-soignant partage ses observations sur l'évolution du patient, ce qui permet aux infirmiers, médecins rééducateurs, kinésithérapeutes et ergothérapeutes d'avoir une vue d'ensemble de la situation. Par exemple, si un patient progresse plus rapidement que prévu dans certains domaines, cela peut entraîner une révision des objectifs de rééducation, en augmentant la complexité des exercices ou en diversifiant les activités proposées. À l'inverse, si des difficultés imprévues apparaissent, comme des douleurs qui limitent la mobilité, le plan de soins peut être allégé temporairement pour permettre au patient de récupérer sans risquer de compromettre les progrès réalisés.

Un autre aspect important de l'ajustement du plan de soins concerne la **prévention des complications**. L'aide-soignant, par son observation attentive, est souvent le premier à repérer des signes avant-coureurs de complications, comme l'apparition de rougeurs ou d'escarres chez un patient alité, des signes d'infection, ou des problèmes respiratoires chez les patients en réadaptation cardiaque ou pulmonaire. En signalant rapidement ces signes à l'équipe soignante, il permet de réagir de manière proactive, en ajustant le plan de soins pour prévenir l'aggravation de la situation. Cela peut inclure des changements dans la fréquence des soins d'hygiène, l'utilisation de matériel de prévention des escarres, ou encore la mise en place de nouvelles stratégies de rééducation respiratoire.

L'ajustement du plan de soins implique également de **réévaluer régulièrement les objectifs** de la rééducation en fonction des progrès du patient. Si un patient atteint plus rapidement que prévu certains objectifs, comme l'autonomie dans les transferts ou la capacité à se nourrir seul, l'équipe soignante, avec l'apport de l'aide-soignant, peut décider d'élever les objectifs ou d'introduire de nouvelles activités pour continuer à stimuler les capacités du patient. En revanche, si les objectifs initiaux s'avèrent trop ambitieux, il est essentiel de les revoir à la baisse, afin de ne pas décourager le patient ou de ne pas risquer de surcharger son corps et son esprit. L'aide-soignant, en étant constamment au contact du patient, est un acteur clé dans cette réévaluation, car il est celui qui connaît le mieux les limites actuelles et les capacités potentielles du patient.

Chapitre 3

Accompagner les soins de base dans un contexte de réadaptation

Les soins d'hygiène adaptés aux patients en réadaptation

  o   Hygiène corporelle : adapter les soins selon les limitations physiques.

L'hygiène corporelle est une dimension essentielle des soins prodigués aux patients, particulièrement en réadaptation, où les limitations physiques exigent une adaptation constante des gestes et des techniques. Pour un patient en situation de perte temporaire ou permanente de mobilité, les soins d'hygiène ne se limitent pas à une question de confort, mais jouent un rôle clé dans la prévention des complications médicales, tout en contribuant à préserver la dignité et le bien-être psychologique du patient. L'aide-soignant, en étant responsable de ces soins, doit adapter son approche en fonction des capacités physiques du patient, tout en favorisant son autonomie autant que possible. Cette adaptation nécessite à la fois une grande attention aux besoins spécifiques de chaque patient et une maîtrise des techniques qui permettent de garantir un soin respectueux et efficace, sans mettre en danger la sécurité du patient.

L'une des premières étapes pour adapter les soins d'hygiène corporelle consiste à **évaluer les capacités physiques** du patient. Certains patients peuvent être capables d'effectuer certains gestes seuls, tandis que d'autres nécessitent une assistance partielle ou totale. Par exemple, un patient en réadaptation après une chirurgie orthopédique peut être capable de se laver le haut du corps seul, mais avoir besoin d'aide pour nettoyer les parties inférieures, notamment en raison de restrictions de mouvement ou de douleurs. L'aide-soignant doit donc ajuster son aide de manière à permettre au patient de participer à son propre soin dans la mesure du possible, tout en prenant en charge les parties du soin que le patient ne peut accomplir. Cette approche partagée permet de respecter la dignité du patient, tout en l'encourageant à maintenir ou retrouver une certaine autonomie.

Lorsque le patient est totalement dépendant, notamment en cas de paralysie, de faiblesse extrême ou après une intervention chirurgicale majeure, l'aide-soignant doit **réaliser les soins d'hygiène de manière complète**, en prenant soin de limiter les mouvements douloureux ou fatigants pour le patient. L'une des techniques fréquemment utilisées dans ces situations est la toilette au lit. Celle-ci doit être effectuée avec une grande délicatesse, en veillant à protéger les zones vulnérables du corps, notamment les parties opérées, les plaies ou les zones sujettes aux escarres. Dans ces cas, l'aide-soignant veille à mobiliser le patient avec précaution, en effectuant des mouvements doux et en soutenant les parties du corps qui nécessitent une protection particulière. Cette mobilisation passive permet à la fois d'assurer une hygiène complète et de prévenir la formation de points de pression prolongée, susceptibles de provoquer des complications cutanées.

Dans d'autres situations, où le patient peut être transféré mais présente des **limitations motrices** importantes, comme une faiblesse musculaire ou des troubles de l'équilibre, la toilette peut être effectuée en **position assise**, sur une chaise de douche ou au bord du lit. Ici, l'aide-soignant adapte les soins en fonction de la stabilité du patient et de sa capacité à participer. Il doit être vigilant quant à la posture du patient, en s'assurant qu'il est correctement installé et sécurisé, pour éviter tout risque de chute ou de déséquilibre. L'utilisation de dispositifs adaptés, comme les sièges de douche antidérapants ou les barres d'appui, est essentielle pour garantir la sécurité du patient tout au long des soins. En adaptant le cadre de la toilette à la condition physique du patient, l'aide-soignant permet de maintenir un niveau de confort et de sécurité optimal, tout en respectant l'intégrité corporelle du patient.

L'adaptation des soins d'hygiène selon les limitations physiques passe aussi par l'**utilisation de techniques spécifiques**, comme le lavage par parties. Cette méthode consiste à nettoyer le corps du patient étape par étape, en ne découvrant qu'une seule partie à la fois, afin de limiter l'exposition et de maintenir la chaleur corporelle. Cette technique est particulièrement utile pour les patients souffrant de troubles respiratoires ou circulatoires, qui peuvent être sensibles aux variations de température. De même, pour les patients souffrant de douleurs chroniques ou d'inflammations, l'aide-soignant doit veiller à utiliser des gestes doux, éviter les frictions excessives et privilégier l'utilisation de lingettes humides ou de solutions nettoyantes sans rinçage, lorsque le contact avec l'eau est inconfortable ou impossible.

L'un des aspects les plus délicats dans l'adaptation des soins d'hygiène aux limitations physiques réside dans la **prévention des complications cutanées**, notamment les escarres. Les patients alités ou à mobilité très réduite sont particulièrement vulnérables aux escarres, qui peuvent se développer rapidement en l'absence de soins appropriés. L'aide-soignant, en adaptant la fréquence des soins d'hygiène et en veillant à hydrater régulièrement la peau des zones à risque (talons, sacrum, coudes), joue un rôle clé dans la prévention de ces lésions. De plus, lors des soins, il est indispensable de repositionner régulièrement le patient, en s'assurant que les parties du corps les plus exposées à la pression sont bien protégées. L'utilisation de matériel spécifique, comme des coussins de positionnement ou des matelas anti-escarres, est également un élément central pour adapter les soins d'hygiène aux besoins des patients à risque.

Enfin, il est essentiel que l'aide-soignant, tout en adaptant les soins aux limitations physiques, reste **attentif à l'aspect psychologique** du patient. L'hygiène corporelle, particulièrement lorsque le patient est dépendant, peut être un moment de vulnérabilité émotionnelle. La perte d'autonomie, surtout dans des gestes aussi intimes que la toilette, peut générer un sentiment de gêne ou d'humiliation chez certains patients. Il est donc crucial que l'aide-soignant adapte également son approche relationnelle, en faisant preuve d'une grande sensibilité et de respect. Le fait d'expliquer chaque geste, d'impliquer autant que possible le patient, et de respecter son intimité (par exemple, en couvrant les parties du corps qui ne sont pas en train d'être nettoyées) contribue à préserver sa dignité et à réduire l'inconfort émotionnel lié à la dépendance.

- Prévention des escarres et autres complications liées à l'immobilité.

La prévention des escarres et autres complications liées à l'immobilité est un enjeu fondamental dans la prise en charge des patients en réadaptation, surtout pour ceux qui sont partiellement ou totalement alités. L'immobilité prolongée, souvent inévitable dans ce contexte, entraîne des risques importants pour la santé, notamment le développement d'escarres, de troubles circulatoires, respiratoires et musculaires. L'aide-soignant joue un rôle crucial dans la prévention de ces complications, en adoptant une approche proactive et en mettant en œuvre des soins adaptés qui visent à protéger le patient des effets néfastes de l'immobilité tout en maintenant son confort et son bien-être.

Les **escarres**, également appelées ulcères de pression, sont des lésions cutanées qui se développent lorsque la peau et les tissus sous-jacents sont comprimés pendant de longues périodes, entraînant une mauvaise circulation sanguine. Les zones les plus vulnérables sont celles où les os sont proches de la surface de la peau, comme les talons, le sacrum, les hanches ou les coudes. La prévention des escarres repose avant tout sur une surveillance constante et des soins attentifs de la peau. L'aide-soignant doit inspecter régulièrement les zones à risque pour détecter les premiers signes d'escarres, comme des rougeurs persistantes, un durcissement de la peau ou un changement de texture. Une détection précoce permet d'intervenir rapidement, avant que les escarres ne se forment et ne deviennent une complication grave.

L'une des premières mesures pour prévenir les escarres est le **repositionnement régulier** du patient. Un patient alité, incapable de se mouvoir seul, doit être repositionné au moins toutes les deux heures pour soulager la pression sur les zones vulnérables. L'aide-soignant, en utilisant des techniques appropriées de mobilisation, veille à changer la position du patient en douceur, tout en s'assurant que les nouvelles positions sont confortables et sécurisées. Ce changement de position permet de rétablir la circulation sanguine dans les zones comprimées et de réduire le risque de lésion. Lors de ces repositionnements, l'aide-soignant doit également veiller à ce que le patient ne soit pas installé sur des plis de draps ou d'autres objets qui pourraient augmenter la pression sur certaines zones du corps.

L'utilisation d'**aides techniques** est également essentielle pour prévenir les escarres. Des dispositifs tels que les matelas anti-escarres, les coussins de positionnement ou les coussins en mousse peuvent réduire la pression sur les zones sensibles du corps. Ces dispositifs répartissent le poids du patient de manière plus uniforme, minimisant ainsi les points de pression. L'aide-soignant doit s'assurer que ces équipements sont correctement installés et adaptés aux besoins spécifiques du patient. Par exemple, pour un patient alité en permanence, un matelas à air dynamique, qui alterne les points de pression en gonflant et dégonflant des cellules d'air, peut être une solution efficace pour réduire le risque d'escarres.

Outre la prévention des escarres, l'immobilité prolongée expose également les patients à d'autres complications, notamment les **troubles respiratoires**. Les patients alités sont souvent moins capables de respirer profondément, ce qui peut entraîner une accumulation de sécrétions dans les poumons, augmentant le risque d'infections respiratoires, telles que la pneumonie. L'aide-soignant, en collaboration avec l'équipe médicale, doit encourager les patients à effectuer des exercices respiratoires réguliers, si leur état le permet, afin de maintenir une bonne capacité pulmonaire. Des techniques comme la respiration profonde ou l'utilisation d'un spiromètre incitatif peuvent être mises en place pour aider le patient à ventiler correctement ses poumons. Dans les cas où le patient est trop affaibli pour effectuer ces exercices, des interventions comme le drainage postural ou l'aide au positionnement peuvent être utilisées pour faciliter l'évacuation des sécrétions.

L'immobilité peut également entraîner des **complications circulatoires**, notamment le risque de formation de caillots sanguins, ou thromboses veineuses profondes (TVP), qui se développent souvent dans les jambes en raison de la stagnation du sang dans les veines. Pour prévenir ces thromboses, l'aide-soignant doit encourager la **mobilisation passive** des membres inférieurs, en réalisant des exercices de mobilisation douce des jambes et des pieds du patient. Même si le patient est incapable de bouger seul, ces mouvements passifs, comme la flexion et l'extension des pieds, stimulent la circulation sanguine et aident à prévenir la formation de caillots. En parallèle, l'utilisation de bas de contention ou de dispositifs de compression intermittente peut également être prescrite pour favoriser la circulation sanguine et réduire le risque de thrombose.

Un autre risque lié à l'immobilité prolongée est la **perte musculaire**, ou sarcopénie, qui peut survenir lorsque les muscles ne sont pas utilisés. Cette atrophie musculaire conduit à une perte de force et de mobilité, rendant encore plus difficile le rétablissement du patient. Pour prévenir cette complication, l'aide-soignant doit encourager, dans la mesure du possible, la **mobilisation active** du patient. Cela peut inclure des exercices simples réalisés au lit, comme des flexions des bras ou des jambes, ou encore des tentatives de s'asseoir ou de se lever avec assistance. Ces exercices doivent être adaptés à l'état de santé du patient et progressifs, pour éviter toute fatigue excessive ou blessure. L'aide-soignant, en collaboration avec les kinésithérapeutes, contribue à maintenir la masse musculaire et la souplesse du patient, même dans des situations de mobilité limitée.

Enfin, un aspect fondamental de la prévention des complications liées à l'immobilité est la **surveillance de l'état nutritionnel et de l'hydratation** du patient. Une bonne nutrition est essentielle pour préserver l'intégrité de la peau et favoriser la guérison, tandis qu'une hydratation adéquate aide à maintenir l'élasticité de la peau et à prévenir les infections urinaires, souvent favorisées par l'immobilité. L'aide-soignant, en veillant à ce que le patient reçoive des repas équilibrés et une hydratation régulière, joue un rôle clé dans le soutien global de la santé du patient. Il peut aussi signaler toute difficulté à manger ou à boire, ce qui peut nécessiter des adaptations alimentaires, comme l'introduction d'aliments riches en protéines ou de boissons épaissies pour les patients ayant des troubles de la déglutition.

L'aide à la mobilisation et à la gestion de la douleur
  o   Techniques pour aider à la mobilisation sans aggraver les lésions.

Aider à la mobilisation des patients tout en évitant d'aggraver les lésions existantes est un aspect crucial du travail de l'aide-soignant, notamment en réadaptation. La mobilisation des patients, qu'elle soit active ou passive, joue un rôle fondamental dans la prévention des complications liées à l'immobilité, comme les escarres, les contractures musculaires ou les thromboses, tout en facilitant le rétablissement de la mobilité et de l'autonomie. Cependant, pour être efficace et sécuritaire, cette mobilisation doit être réalisée avec soin, en tenant compte des limitations physiques du patient et des éventuelles pathologies sous-jacentes, comme des fractures, des chirurgies récentes ou des douleurs chroniques. Les techniques de mobilisation doivent donc être adaptées et précises, afin de favoriser le mouvement sans aggraver les lésions ni provoquer de nouvelles douleurs.

L'une des premières règles à respecter est d'**évaluer l'état du patient** avant chaque tentative de mobilisation. L'aide-soignant doit tenir compte de la condition physique actuelle du patient : sa capacité à bouger seul, ses douleurs, ses éventuelles restrictions post-opératoires ou ses blessures. Par exemple, un patient ayant subi une chirurgie de la hanche ou du genou ne pourra pas être mobilisé de la même manière qu'un patient souffrant d'un AVC avec paralysie partielle. Cette évaluation permet de déterminer la meilleure approche pour la mobilisation, qu'il s'agisse de simplement aider le patient à se repositionner dans son lit ou de le soutenir lors d'un transfert du lit au fauteuil.

Ensuite, il est essentiel de **préparer l'environnement** et de s'assurer que tout le matériel nécessaire est à portée de main. Si la mobilisation implique un transfert du lit vers une chaise ou un fauteuil, l'aide-soignant doit vérifier que les freins du lit et du fauteuil sont bien enclenchés pour éviter tout déplacement soudain. S'assurer que le sol est dégagé, qu'il n'y a pas d'obstacles, et utiliser des aides techniques comme des barres de maintien, des coussins de positionnement ou des draps de glisse facilitera également la mobilisation et réduira les risques de blessure. Une préparation adéquate de l'espace et des dispositifs adaptés garantit la sécurité du patient et de l'aide-soignant, tout en rendant la mobilisation plus fluide et confortable.

Les **techniques de transfert** sont essentielles pour aider à la mobilisation des patients tout en protégeant les zones vulnérables. Par exemple, pour un patient alité qui doit être repositionné ou redressé dans son lit, l'utilisation de la technique du **roulage** est particulièrement efficace. Cette technique consiste à faire rouler doucement le patient sur le côté en soutenant son corps de manière à minimiser les tensions sur les articulations ou les points de pression sensibles. Le roulage permet également de réduire la friction et de limiter les risques de cisaillement de la peau, qui peut provoquer des escarres. En utilisant un drap de glisse ou un drap de transfert, l'aide-soignant peut mobiliser le patient avec plus de facilité et de douceur, tout en évitant de tirer directement sur le corps du patient, ce qui pourrait aggraver les blessures ou les douleurs.

Lorsque le patient doit être **assis ou transféré hors du lit**, il est crucial d'adopter une technique de mobilisation progressive pour ne pas provoquer de vertige ou de déséquilibre. Pour un transfert du lit vers une chaise, l'aide-soignant commence par aider le patient à s'asseoir au bord du lit en soutenant son dos et en plaçant les pieds du patient fermement au sol. Cette position assise permet au patient de retrouver ses repères avant de se lever. Ensuite, en maintenant un contact physique stable, l'aide-soignant peut accompagner le patient dans le mouvement de passage de la position assise à la station debout. Si le patient est capable de se lever seul mais a besoin de soutien, l'aide-soignant peut utiliser une **ceinture de transfert**, placée autour de la taille du patient, pour fournir un soutien supplémentaire tout en maintenant un contrôle sur le mouvement. Cette technique permet au patient de participer activement au transfert, tout en évitant de solliciter les zones blessées ou fragilisées.

Lors des **mobilisations passives**, qui concernent les patients incapables de bouger seuls, il est essentiel d'effectuer les mouvements avec une grande douceur, tout en maintenant un soutien adéquat des membres. Par exemple, pour mobiliser un membre supérieur ou inférieur, l'aide-soignant soutient le membre de façon à répartir la charge sur l'ensemble de la zone à mobiliser, en prenant soin de ne pas tirer directement sur les articulations ou les muscles. Des mouvements lents et fluides, comme la flexion et l'extension des bras ou des jambes, permettent de maintenir la souplesse des articulations sans causer de douleurs ou d'aggraver une lésion existante. Ces mobilisations passives aident à prévenir les contractures musculaires et à maintenir une circulation sanguine adéquate, tout en évitant l'apparition de raideurs articulaires.

Dans certains cas, comme pour les patients souffrant de fractures ou ayant subi des interventions chirurgicales, l'aide-soignant doit s'assurer de **respecter les consignes médicales spécifiques**. Par exemple, après une chirurgie de la hanche, le patient ne doit pas fléchir la hanche à plus de 90 degrés ni croiser les jambes. L'aide-soignant doit donc être vigilant à respecter ces limitations lors des transferts ou des mobilisations pour éviter tout risque de luxation ou de complications post-opératoires. En suivant attentivement les instructions des médecins et des kinésithérapeutes, l'aide-soignant contribue à protéger le patient tout en facilitant une récupération plus rapide.

Le **dialogue avec le patient** est également une composante essentielle de la mobilisation. Même lorsqu'il s'agit de patients très affaiblis ou présentant des difficultés de communication, il est important de toujours expliquer les gestes que l'on va effectuer et d'inviter le patient à participer autant que possible. Cela permet de rassurer le patient et de l'encourager à prendre une part active à sa rééducation, tout en diminuant son anxiété. L'aide-soignant peut également solliciter des retours du patient concernant la douleur ou l'inconfort pendant la mobilisation, afin d'ajuster les mouvements ou la technique utilisée en fonction des sensations du patient.

Enfin, il est essentiel que l'aide-soignant **adopte une posture correcte** lors de la mobilisation du patient, pour éviter de se blesser lui-même. Les techniques de portage basées sur une bonne ergonomie, comme plier les genoux plutôt que le dos, utiliser la force des jambes pour soulever, ou encore garder le dos droit et les pieds bien ancrés au sol, permettent de protéger le soignant tout en assurant une mobilisation sécurisée et efficace du patient. Utiliser des aides techniques, comme des lève-personnes ou des planches de transfert, est également recommandé lorsque la situation le nécessite, afin de minimiser les efforts physiques et de garantir un transfert en toute sécurité.

- o Suivi des douleurs et collaboration avec l'équipe pour le soulagement.

Le suivi des douleurs chez les patients en réadaptation est une tâche essentielle pour assurer leur confort et optimiser leur rétablissement. La douleur, qu'elle soit aiguë ou chronique, est un facteur qui peut non seulement ralentir le processus de rééducation, mais aussi impacter négativement le moral du patient, réduisant ainsi sa motivation à participer activement aux soins. L'aide-soignant, en étant au contact direct et constant des patients, joue un rôle clé dans la détection, l'évaluation et la communication des douleurs ressenties par ces derniers. Ce suivi attentif permet de collaborer efficacement avec l'équipe soignante pour ajuster les traitements et mettre en place des stratégies adaptées pour soulager la douleur.

Le premier aspect du suivi des douleurs repose sur une **évaluation régulière** de leur intensité et de leur nature. La douleur peut être fluctuante au cours de la journée, et ses causes peuvent varier en fonction des mouvements, des soins prodigués ou des pathologies sous-jacentes du patient. L'aide-soignant utilise souvent des outils spécifiques, comme l'**échelle visuelle analogique (EVA)**, qui permet au patient de quantifier sa douleur sur une échelle de 1 à 10. Cette méthode simple et efficace permet de recueillir des données précises sur la douleur, non seulement en termes d'intensité, mais aussi d'évolution au fil du temps. En posant des questions ouvertes sur la localisation, la durée et la nature de la douleur (par exemple, si elle est lancinante, aiguë, ou diffuse), l'aide-soignant peut recueillir des informations détaillées qui faciliteront l'ajustement des soins.

En parallèle, certains patients, notamment ceux ayant des troubles de la communication, des déficits cognitifs ou des difficultés à exprimer leurs ressentis, peuvent avoir du mal à verbaliser leur douleur. Dans ces cas, l'aide-soignant doit **surveiller les signes non verbaux** de douleur, tels que des grimaces, des changements de posture, de l'agitation, des expressions faciales de souffrance ou des gémissements. Ces signes, souvent subtils, peuvent révéler une douleur non exprimée verbalement. L'aide-soignant, par son observation attentive, est en mesure de détecter ces manifestations et d'alerter l'équipe médicale. Il peut également observer l'impact de la douleur sur les activités quotidiennes, comme une réticence à bouger, une difficulté à marcher ou à se lever, qui peut indiquer une souffrance physique.

Une fois la douleur identifiée et évaluée, il est crucial de **communiquer rapidement et efficacement** avec l'équipe soignante pour ajuster la prise en charge. L'aide-soignant joue ici un rôle de relais entre le patient et le reste de l'équipe, en transmettant les informations recueillies lors des soins et en signalant tout changement significatif dans l'intensité ou la localisation de la douleur. Cette communication peut se faire lors des transmissions orales ou écrites, où l'aide-soignant détaille ses observations et rapporte les données de l'évaluation de la douleur. L'équipe soignante, composée d'infirmiers, de médecins et de kinésithérapeutes, pourra ainsi réagir en ajustant les traitements médicamenteux, en modifiant le programme de rééducation ou en proposant des solutions alternatives pour soulager la douleur.

Dans de nombreux cas, le soulagement de la douleur passe par des **ajustements thérapeutiques**, notamment la modification des doses d'analgésiques, d'anti-inflammatoires ou d'opioïdes, sous la supervision du médecin. L'aide-soignant, en collaboration avec les infirmiers, surveille alors attentivement l'efficacité de ces traitements. Il évalue si les douleurs sont soulagées après l'administration des médicaments, s'il y a des effets secondaires ou si des ajustements sont nécessaires. L'évolution des douleurs après la prise en charge médicamenteuse est un indicateur clé pour l'équipe médicale, qui peut, si nécessaire, réévaluer la stratégie de traitement pour offrir un soulagement optimal.

En plus des traitements médicamenteux, l'aide-soignant peut participer à la mise en œuvre de **méthodes non pharmacologiques** pour soulager la douleur. Ces techniques complémentaires, souvent utilisées en parallèle des traitements médicamenteux, comprennent des mesures comme l'application de chaleur ou de froid sur des zones douloureuses, des techniques de relaxation, ou encore des massages légers. Par exemple, une compresse chaude peut être appliquée pour détendre les muscles raides, tandis qu'une compresse froide peut aider à réduire l'inflammation après un exercice de rééducation. Ces interventions, bien qu'elles semblent simples, peuvent apporter un soulagement significatif et sont particulièrement adaptées pour des douleurs musculaires ou articulaires.

Un autre aspect important de la gestion de la douleur repose sur l'**adaptation des soins** pour éviter d'exacerber les douleurs existantes. L'aide-soignant, en étant attentif aux réactions du patient, doit adapter ses gestes en fonction des douleurs signalées. Par exemple, lors des soins d'hygiène ou des transferts, il est essentiel d'éviter les mouvements brusques qui pourraient intensifier une douleur, notamment dans le cas de patients ayant subi des fractures, des chirurgies ou souffrant d'arthrose. En soutenant correctement les parties du corps douloureuses et en utilisant des techniques douces et progressives pour mobiliser le patient, l'aide-soignant minimise les risques d'aggravation des douleurs.

Enfin, le rôle de l'aide-soignant ne se limite pas à l'évaluation et à la transmission des informations ; il inclut également un **soutien psychologique** important. La douleur, surtout lorsqu'elle est chronique, peut provoquer de l'anxiété, de la frustration et un sentiment d'impuissance chez le patient. L'aide-soignant, par sa présence rassurante, son écoute et son empathie, peut aider le patient à mieux gérer sa douleur. Il peut l'encourager à verbaliser ses ressentis, à exprimer ses craintes ou à poser des questions sur les traitements en cours. En instaurant une relation de confiance, l'aide-soignant aide le patient à se sentir pris en charge et écouté, ce qui contribue à réduire l'anxiété liée à la douleur et, dans certains cas, à améliorer la perception de la douleur elle-même.

L'alimentation et l'hydratation du patient en réadaptation
   o   Adapter les repas selon l'état du patient : assistance, surveillance des régimes spécifiques.

Adapter les repas selon l'état du patient est une étape essentielle pour assurer une bonne nutrition, prévenir les complications et soutenir le processus de rééducation. Chaque patient en réadaptation a des besoins spécifiques qui dépendent de son état physique, de ses pathologies, de ses capacités à se nourrir seul et des régimes alimentaires prescrits par les médecins. L'aide-soignant joue un rôle clé dans l'assistance lors des repas et dans la surveillance des régimes spécifiques, afin de garantir que le patient reçoit une alimentation adaptée à ses besoins tout en respectant ses limitations.

L'assistance aux repas peut prendre différentes formes, en fonction du niveau d'autonomie du patient. Certains patients, bien que capables de se nourrir eux-mêmes, peuvent nécessiter des ajustements pour faciliter leur repas. Par exemple, les patients souffrant de troubles moteurs ou de coordination, comme ceux ayant subi un AVC, peuvent avoir des difficultés à utiliser les couverts ou à maintenir une bonne prise sur les ustensiles. Dans ces cas, l'aide-soignant peut proposer des **aides techniques**, comme des couverts adaptés avec des manches plus larges ou des gobelets à bec verseur, qui facilitent la préhension et permettent au patient de manger seul autant que possible. Cette approche aide à préserver l'autonomie du patient tout en rendant le repas plus confortable et moins frustrant.

Pour les patients qui sont incapables de se nourrir seuls en raison de leurs limitations physiques, l'aide-soignant doit assurer une **assistance complète** durant le repas. Cela implique de donner les aliments au patient de manière lente et mesurée, tout en restant attentif à son rythme et à ses réactions. Il est important de respecter le confort du patient en adoptant une position assise confortable, avec un soutien adéquat du dos et des bras, et de veiller à ce que la nourriture soit à la bonne température pour éviter les risques de brûlures ou d'inconfort. L'aide-soignant doit aussi être attentif à la texture des aliments, en s'assurant que ceux-ci sont adaptés aux capacités de mastication et de déglutition du patient. Par exemple, pour les patients ayant des troubles de la déglutition (dysphagie), il peut être nécessaire de modifier la texture des aliments en les moulinant ou en les épaississant pour faciliter leur ingestion et éviter les risques d'étouffement.

La **surveillance des régimes spécifiques** est un autre aspect crucial de l'adaptation des repas. De nombreux patients en réadaptation doivent suivre des régimes particuliers en fonction de leur pathologie, comme les régimes sans sel pour les patients souffrant d'hypertension, les régimes diabétiques pour ceux qui doivent contrôler leur glycémie, ou encore les régimes riches en protéines pour favoriser la récupération musculaire après une intervention chirurgicale. L'aide-soignant doit s'assurer que les repas servis respectent scrupuleusement les consignes diététiques prescrites par les médecins et les diététiciens. Cela inclut la vérification des plateaux-repas pour s'assurer que les aliments correspondent au régime du patient et, le cas échéant, signaler toute incohérence afin que des ajustements puissent être faits.

Il est également important de prendre en compte les **allergies alimentaires** ou les intolérances du patient. Certaines allergies, comme celles au gluten, aux produits laitiers ou aux fruits de mer, peuvent entraîner des complications graves si elles ne sont pas respectées. L'aide-soignant doit être vigilant pour éviter tout contact du patient avec des aliments interdits, même de manière accidentelle. Cette surveillance attentive permet de prévenir les réactions allergiques et garantit que l'alimentation du patient est non seulement nutritive, mais aussi sécurisée.

En plus des régimes spécifiques, l'aide-soignant doit être attentif à la **quantité et à la fréquence des repas**, en particulier chez les patients qui peuvent avoir des difficultés à maintenir un bon état nutritionnel. Certains patients, en raison de leur état de santé ou de leur traitement, peuvent perdre l'appétit, souffrir de nausées ou avoir du mal à terminer leurs repas. L'aide-soignant doit alors veiller à ce que ces patients reçoivent des portions adaptées, et qu'ils soient encouragés à manger de petites quantités plus fréquemment, si nécessaire. Il est également essentiel de suivre la consommation de nourriture pour identifier d'éventuelles pertes de poids ou signes de malnutrition, et signaler ces observations à l'équipe médicale pour ajuster le plan alimentaire en conséquence.

L'**hydratation** est un autre aspect souvent négligé, mais tout aussi important dans la prise en charge des repas. Les patients alités ou en réadaptation peuvent parfois ne pas ressentir la soif, ce qui augmente les risques de déshydratation, surtout chez les personnes âgées ou celles sous traitements diurétiques. L'aide-soignant doit veiller à ce que le patient boive régulièrement, en adaptant les quantités et les fréquences d'apport hydrique en fonction de son état. Pour les patients présentant des troubles de la déglutition, il est parfois nécessaire d'épaissir les liquides pour faciliter leur ingestion sans risquer les fausses routes. L'hydratation est un facteur clé dans le maintien de l'équilibre physiologique, et contribue à soutenir les fonctions corporelles essentielles à la guérison.

Le rôle de l'aide-soignant ne se limite pas à la surveillance et à l'assistance. Il est également important d'**impliquer le patient dans son repas** autant que possible, en lui donnant des choix, même dans le cadre d'un régime spécifique. Demander au patient s'il préfère un aliment à un autre, ou s'il souhaite manger à un moment précis, renforce son sentiment d'autonomie et de contrôle sur son quotidien, ce qui est essentiel pour son bien-être psychologique. Les repas peuvent ainsi devenir des moments de réconfort et de plaisir, plutôt qu'une simple nécessité fonctionnelle.

Enfin, l'aide-soignant doit **communiquer régulièrement avec l'équipe médicale et les diététiciens** pour signaler toute difficulté liée à la nutrition du patient. Si un patient refuse de s'alimenter, présente des signes de malnutrition ou d'intolérance, ou encore exprime des douleurs ou des inconforts lors des repas, ces informations doivent être transmises à l'équipe de soins afin d'ajuster le plan nutritionnel. Les changements dans l'état de santé du patient, qu'ils soient liés à une pathologie ou à la rééducation, peuvent nécessiter des modifications du régime alimentaire, et l'aide-soignant est souvent le mieux placé pour repérer ces signes précoces.

- Favoriser l'autonomie dans la prise des repas tout en maintenant la sécurité.

Favoriser l'autonomie dans la prise des repas tout en maintenant la sécurité est un équilibre délicat mais essentiel à atteindre pour soutenir la rééducation et renforcer la confiance des patients en eux-mêmes. En réadaptation, les repas représentent bien plus qu'un simple besoin nutritionnel : ils constituent une étape clé dans la reprise de l'autonomie, un moment où le patient peut, peu à peu, retrouver une indépendance fonctionnelle. Cependant, selon l'état de santé du patient, cette autonomie doit être encouragée avec précaution, en prenant soin de garantir sa sécurité, notamment en cas de difficultés motrices, cognitives ou de déglutition. L'aide-soignant joue un rôle central dans cette démarche, en offrant un soutien adapté à chaque patient, tout en lui permettant de s'approprier les gestes nécessaires à la prise des repas.

Le premier pas pour favoriser l'autonomie dans la prise des repas est de **créer un environnement adapté et sécurisé**. Cela commence par l'installation du patient dans une position confortable et stable, généralement en position assise, avec les pieds bien posés au sol ou soutenus, et le dos correctement appuyé. Si le patient est alité, il est essentiel de redresser le lit à un angle qui facilite la déglutition, tout en garantissant un appui suffisant pour éviter tout déséquilibre. L'aide-soignant doit s'assurer que la table ou le plateau-repas est à la bonne hauteur et à portée de main, de façon à ce que le patient puisse atteindre ses aliments sans effort excessif. L'objectif est de rendre chaque geste accessible et facile, en évitant les mouvements brusques ou dangereux.

Pour certains patients, notamment ceux qui souffrent de **troubles moteurs** ou de coordination, comme les personnes atteintes de Parkinson, ayant subi un AVC ou ayant des tremblements, des **aides techniques** spécifiques peuvent grandement faciliter la prise des repas. Il peut s'agir de couverts ergonomiques, conçus avec des manches plus épais ou antidérapants pour faciliter la prise en main, ou de gobelets avec un bec verseur pour éviter les renversements. Des assiettes à rebords inclinés ou des assiettes antidérapantes peuvent également aider à contenir les aliments et à simplifier leur manipulation. Ces dispositifs permettent au patient de se nourrir seul, tout en réduisant les risques de frustration ou d'accidents, comme la chute d'ustensiles ou le renversement de nourriture.

L'aide-soignant doit également encourager une **participation active** du patient à la prise des repas. Même si le patient a besoin d'une assistance partielle, il est important de le laisser réaliser les gestes qu'il est capable d'accomplir seul, en lui offrant un soutien discret lorsque cela est nécessaire. Par exemple, un patient peut être en mesure de porter une cuillère à sa bouche, mais avoir besoin d'aide pour découper les aliments. L'aide-soignant peut alors intervenir pour cette tâche tout en permettant au patient de continuer à manger de manière autonome. Cette approche renforce la confiance en soi du patient et l'encourage à poursuivre ses efforts vers une autonomie plus complète, tout en maintenant un encadrement sécuritaire.

La **vigilance vis-à-vis de la déglutition** est primordiale, surtout pour les patients ayant des troubles de la déglutition (dysphagie), qui peuvent être à risque de fausses routes, d'étouffement ou d'inhalation d'aliments. Dans ces cas, l'aide-soignant doit adapter la consistance des aliments pour les rendre plus faciles à ingérer. Par exemple, les aliments peuvent être mixés ou épaissis pour éviter qu'ils ne passent trop rapidement dans la gorge. Le patient doit être encouragé à manger lentement, à prendre de petites bouchées et à bien mâcher avant d'avaler. L'aide-soignant peut rester à proximité pour surveiller la sécurité tout au long du repas, en intervenant rapidement en cas de besoin, mais sans interférer de manière excessive dans la prise d'initiative du patient.

Dans certains cas, il peut être utile de mettre en place des **routines** qui aident le patient à structurer ses repas. Cela peut inclure le fait de présenter les aliments de manière organisée, en expliquant quels types de nourriture sont présents sur le plateau et comment ils sont disposés, particulièrement pour les patients ayant des troubles cognitifs ou de mémoire. En guidant le patient à travers les étapes du repas, l'aide-soignant favorise un sentiment de contrôle et de compréhension, tout en maintenant un cadre rassurant et sécurisé. Cette approche est particulièrement bénéfique pour les patients atteints de démence ou d'Alzheimer, qui peuvent avoir des difficultés à se repérer dans l'espace ou à se souvenir des gestes à accomplir.

L'aide-soignant doit également rester **attentif à la fatigue** du patient. Manger peut représenter un effort considérable pour certaines personnes en réadaptation, et il est important d'adapter le rythme du repas en fonction de leur énergie. Si un patient montre des signes d'épuisement ou de découragement, il est essentiel de lui laisser le temps de se reposer avant de reprendre. L'objectif est de ne pas précipiter le repas, afin de préserver le plaisir de manger et d'éviter que le patient ne se sente dépassé par la tâche.

Tout au long de cette démarche, l'aide-soignant doit **valoriser les progrès** du patient, même s'ils semblent modestes. Chaque geste réalisé de manière autonome, chaque bouchée prise sans aide est un pas vers l'autonomie. Encourager et féliciter le patient pour ses efforts contribue à renforcer sa motivation et son estime de soi. Il est essentiel de comprendre que la rééducation ne se limite pas aux exercices de kinésithérapie ou de réadaptation fonctionnelle : chaque repas est une opportunité pour le patient de reprendre possession de son corps et de ses gestes, dans un cadre quotidien concret.

Enfin, le suivi des **observations régulières** du patient lors des repas doit être partagé avec le reste de l'équipe soignante. Si un patient progresse et parvient à réaliser certains gestes seul, il peut être nécessaire de réajuster le niveau d'assistance lors des repas suivants. À l'inverse, si le patient montre des difficultés croissantes ou de nouvelles complications, comme des problèmes de déglutition ou une perte de force, ces informations doivent être transmises à l'équipe pour envisager des modifications du plan de soins ou des adaptations alimentaires.

Chapitre 4

Participer activement au processus de rééducation

La collaboration avec les kinésithérapeutes et ergothérapeutes

○ Aide à la préparation des séances de rééducation.

L'aide à la préparation des séances de rééducation est une tâche clé qui permet de garantir que les patients abordent ces moments dans des conditions optimales, tant sur le plan physique que psychologique. En réadaptation, chaque séance de rééducation représente une étape vers le rétablissement et la récupération de l'autonomie. Toutefois, pour que ces séances soient efficaces et sécurisées, il est essentiel que le patient soit bien préparé. L'aide-soignant joue un rôle central dans cette préparation, en veillant à ce que le patient soit physiquement prêt, motivé et dans un état mental propice à la rééducation, tout en collaborant avec l'équipe des kinésithérapeutes, ergothérapeutes et autres professionnels de santé pour optimiser les séances.

La première étape pour préparer un patient à une séance de rééducation est d'**assurer son confort physique**. Il est essentiel de vérifier que le patient est installé de manière adaptée avant de débuter la séance. Si le patient est alité ou a du mal à se mouvoir, l'aide-soignant s'assure que le transfert vers la salle de rééducation se fait en toute sécurité. Cela peut inclure l'utilisation d'un fauteuil roulant, d'un déambulateur ou d'autres dispositifs d'aide à la mobilité. L'installation du patient doit être confortable mais aussi pratique, afin de permettre une bonne participation aux exercices. Par exemple, pour une séance de kinésithérapie axée sur la mobilité des jambes, il est important que le patient soit assis correctement, avec les pieds bien posés au sol et les jambes dans une position qui permet de réaliser les exercices sans gêne.

L'aide-soignant veille également à **vérifier l'état physique général** du patient avant la séance. Il s'agit de s'assurer que le patient est suffisamment reposé, qu'il n'a pas de douleurs excessives ou de signes de fatigue inhabituelle. Si le patient signale une douleur intense ou un malaise, il est crucial de le prendre en compte, car cela pourrait compromettre la qualité de la rééducation ou aggraver une condition existante. Dans ce cas, l'aide-soignant peut ajuster le niveau de soutien ou informer l'équipe de rééducation pour que la séance soit adaptée à l'état du patient. Parfois, cela peut impliquer des ajustements mineurs, comme réduire l'intensité des exercices ou allonger les périodes de repos entre chaque effort.

La **préparation psychologique** du patient est tout aussi importante. Les séances de rééducation peuvent être éprouvantes, tant physiquement que mentalement, surtout pour les patients qui se confrontent à des limitations importantes ou à des progrès lents. L'aide-soignant joue un rôle de soutien moral en s'assurant que le patient est prêt à s'engager pleinement dans la séance. Cela peut inclure des encouragements, des explications sur les objectifs de la séance, ou encore des mots rassurants pour apaiser les craintes ou les frustrations. Il est important que le patient comprenne le sens et l'importance des exercices qu'il va réaliser, car cela renforce sa motivation et son implication. En instaurant un dialogue ouvert et empathique, l'aide-soignant aide le patient à aborder la séance avec plus de sérénité et de confiance en ses capacités.

En plus du soutien émotionnel, l'aide-soignant peut **préparer le matériel nécessaire** à la séance de rééducation. Chaque type d'exercice nécessite des équipements spécifiques, qu'il s'agisse de bandes élastiques, de ballons de rééducation, de barres parallèles ou d'appareils d'entraînement. L'aide-soignant, en collaboration avec l'équipe de rééducation, veille à ce que tout le matériel soit disponible, en bon état et prêt à l'emploi. Par exemple, pour une séance de rééducation des membres inférieurs, l'aide-soignant peut s'assurer que les barres d'appui sont bien positionnées, que les accessoires de mobilisation sont prêts ou que les dispositifs de sécurité, comme les ceintures de maintien, sont disponibles si nécessaire. Cette préparation matérielle permet de commencer la séance sans retard, tout en garantissant que chaque exercice se déroule dans des conditions optimales.

Lors de la préparation d'une séance, il est aussi essentiel de **prendre en compte les besoins spécifiques** du patient. Chaque patient a des objectifs et des capacités différents, et l'aide-soignant doit veiller à ce que la séance soit adaptée à ces particularités. Par exemple, si un patient a besoin d'un soutien particulier pour se déplacer vers la salle de rééducation, ou si des aménagements doivent être faits en raison d'une douleur récente ou d'une limitation temporaire, l'aide-soignant s'assure que tout est mis en place pour faciliter la séance. Ce suivi attentif permet de personnaliser la prise en charge et d'adapter les exercices aux capacités et aux besoins du patient, sans risquer de compromettre son confort ou sa sécurité.

En parallèle, l'aide-soignant peut être impliqué dans la **gestion des paramètres médicaux** avant et après la séance. Il est fréquent que certaines constantes, comme la tension artérielle, le rythme cardiaque ou la saturation en oxygène, soient mesurées avant la séance, notamment pour les patients cardiaques ou ayant des troubles respiratoires. Ces données permettent à l'équipe de rééducation d'adapter les exercices en fonction de l'état de santé du patient à ce moment précis. L'aide-soignant joue un rôle crucial dans cette surveillance et transmet les informations nécessaires à l'équipe pluridisciplinaire. De même, après la séance, il peut être amené à vérifier ces paramètres pour s'assurer que le patient a bien récupéré et n'a pas développé de complications liées à l'effort.

La **gestion de l'après-séance** est tout aussi importante que la préparation. Une fois la rééducation terminée, l'aide-soignant veille à ce que le patient soit réinstallé confortablement, en veillant à son repos et à son hydratation. Il est également attentif à l'état émotionnel du patient après l'effort : si celui-ci se montre découragé ou fatigué, l'aide-soignant peut jouer un rôle d'accompagnement en valorisant les progrès réalisés, aussi minimes soient-ils. Cette reconnaissance des efforts est primordiale pour maintenir l'engagement du patient dans le long processus de réadaptation.

- o   Surveillance des efforts et soutien lors des activités de rééducation.

La surveillance des efforts et le soutien lors des activités de rééducation sont des aspects essentiels pour garantir que chaque séance soit à la fois sécurisée et bénéfique pour le patient. En réadaptation, les exercices de rééducation sont souvent exigeants, tant physiquement que mentalement, et il est crucial de trouver un juste équilibre entre solliciter suffisamment le patient pour favoriser son progrès, sans pour autant risquer de le surmener ou d'aggraver son état. L'aide-soignant, en étroite collaboration avec les professionnels de la rééducation, joue un rôle clé dans cette dynamique. Il veille à ce que le patient respecte ses limites, tout en l'encourageant à repousser doucement ses capacités, le tout dans un cadre sécurisé.

La **surveillance des efforts** commence par une observation attentive des réactions du patient pendant les exercices. Chaque patient réagit différemment à l'effort, et il est essentiel d'être à l'écoute des signes de fatigue, de douleur ou d'essoufflement. L'aide-soignant doit être capable de reconnaître ces signes précocement, en observant des éléments comme la respiration accélérée, les changements de posture, les grimaces ou les expressions de souffrance, ainsi que les plaintes verbalisées de douleurs. Cette vigilance permet d'interrompre ou d'adapter immédiatement l'exercice en cas de besoin, afin de prévenir tout risque de blessure ou de surmenage. Par exemple, si un patient montre des signes de faiblesse musculaire ou d'épuisement lors d'un exercice de marche, il peut être nécessaire de lui accorder une pause, de réduire l'intensité de l'exercice, ou de proposer un soutien plus actif.

En plus des signes visibles de fatigue, l'aide-soignant peut utiliser des outils d'évaluation comme l'**échelle de Borg**, qui mesure la perception de l'effort du patient. En demandant au patient d'évaluer l'intensité de l'exercice sur une échelle de 1 à 10, il est possible d'adapter les exercices en temps réel, en s'assurant que l'effort reste dans une zone tolérable et productive pour le patient. Ce suivi aide à éviter les situations où le patient pourrait dépasser ses limites sans en être pleinement conscient. Cette évaluation subjective, combinée à l'observation clinique, permet de garantir que les activités de rééducation sont réalisées en toute sécurité.

Le **soutien physique** pendant les séances de rééducation est également un élément crucial du travail de l'aide-soignant. Les exercices, qu'ils concernent la mobilité, la force musculaire ou l'équilibre, peuvent nécessiter une assistance active de la part de l'aide-soignant pour assurer la sécurité du patient. Par exemple, lors des exercices de marche, l'aide-soignant peut utiliser une **ceinture de transfert** pour soutenir le patient et l'aider à maintenir son équilibre, tout en restant prêt à intervenir en cas de déséquilibre ou de chute. Ce type de soutien permet au patient de se concentrer sur l'exercice tout en sachant qu'il est sécurisé, ce qui favorise sa confiance et sa motivation à progresser.

Dans le cadre de la rééducation à la marche ou aux transferts, il peut également être nécessaire d'utiliser des **aides techniques**, comme les déambulateurs, les cannes ou les barres parallèles. L'aide-soignant s'assure que ces dispositifs sont bien ajustés et adaptés aux capacités physiques du patient. Il aide le patient à utiliser ces aides de manière correcte et sécurisée, en l'accompagnant dans ses mouvements et en s'assurant que chaque geste est réalisé avec fluidité et sans risque. Ce soutien est particulièrement important pour les patients qui retrouvent peu à peu leur mobilité, mais qui ne sont pas encore suffisamment stables pour se déplacer sans assistance.

Outre l'aspect physique, l'aide-soignant offre un **soutien moral** crucial tout au long des séances de rééducation. La réadaptation peut être un processus long et difficile, où les progrès ne sont pas toujours visibles immédiatement. Certains patients peuvent se décourager, ressentir de la frustration ou perdre confiance en leurs capacités. L'aide-soignant, par son écoute et ses encouragements constants, aide à maintenir un état d'esprit positif. Il valorise chaque progrès, même minime, et rappelle au patient l'importance de persévérer. Ce soutien moral, souvent discret mais fondamental, contribue à renforcer la motivation du patient et à lui permettre de continuer ses efforts avec plus d'entrain.

Il est également important de respecter les **temps de récupération** pendant et après les exercices. L'aide-soignant veille à ce que le patient ne soit pas poussé au-delà de ses limites, et accorde des pauses régulières pour éviter l'épuisement. Ces moments de repos sont aussi l'occasion d'évaluer l'état général du patient, de vérifier ses constantes (comme le pouls ou la respiration), et de s'assurer qu'il est prêt à poursuivre l'exercice ou qu'il est temps d'arrêter la séance. La récupération est une étape cruciale qui permet de tirer le maximum de bénéfices des exercices tout en évitant les risques de surmenage ou de complications.

Après chaque séance de rééducation, l'aide-soignant joue un rôle important dans le **retour au calme** et le suivi post-exercice. Cela inclut de réinstaller le patient confortablement, de s'assurer qu'il est bien hydraté et reposé, et de vérifier s'il ressent des douleurs nouvelles ou inhabituelles. Si le patient signale des douleurs persistantes ou des gênes après la séance, l'aide-soignant peut ajuster les soins ou alerter l'équipe médicale pour une réévaluation des exercices prescrits. Cette surveillance après l'effort permet d'anticiper d'éventuelles complications et d'ajuster les prochaines séances en fonction de l'état du patient.

Enfin, la **communication avec l'équipe pluridisciplinaire** est essentielle pour ajuster les séances de rééducation en fonction des observations faites lors des exercices. L'aide-soignant transmet ses remarques aux kinésithérapeutes, ergothérapeutes et autres professionnels de santé, en indiquant les progrès réalisés, les difficultés rencontrées ou les ajustements nécessaires. Par exemple, si un patient montre des signes de progrès dans sa force musculaire, l'équipe peut décider d'augmenter progressivement l'intensité des exercices. À l'inverse, si le patient éprouve des difficultés croissantes, une adaptation du programme de rééducation peut être envisagée pour mieux répondre à ses capacités du moment.

Encourager et motiver le patient au quotidien

   o   Stratégies pour renforcer la motivation des patients.

Renforcer la motivation des patients en réadaptation est une composante essentielle de leur prise en charge. La rééducation, souvent longue et parfois frustrante, peut mettre à l'épreuve la patience et la détermination des patients, surtout lorsque les progrès sont lents ou que des limitations physiques persistent. Dans ce contexte, l'aide-soignant joue un rôle clé pour stimuler et maintenir la motivation du patient, en utilisant diverses stratégies qui combinent soutien psychologique, encouragement progressif et création d'un environnement propice à la rééducation. Ces stratégies permettent non seulement d'améliorer l'adhésion aux soins, mais aussi de donner au patient l'énergie nécessaire pour s'engager activement dans son parcours de rétablissement.

L'une des premières stratégies pour renforcer la motivation des patients est de **fixer des objectifs réalistes et atteignables**. Lorsque les objectifs sont trop ambitieux ou mal définis, les patients peuvent rapidement se sentir découragés, surtout s'ils ont l'impression de ne pas progresser. L'aide-soignant, en collaboration avec l'équipe pluridisciplinaire, peut aider à décomposer le parcours de rééducation en étapes plus petites et réalisables. Par exemple, plutôt que de se concentrer sur l'objectif final de marcher sans aide, il est plus motivant pour un patient de viser d'abord la capacité à se lever seul ou à marcher quelques mètres avec une aide technique. En atteignant ces petits objectifs intermédiaires, le patient constate ses progrès, ce qui renforce sa confiance et son envie de continuer.

Un autre levier important de motivation est **l'encouragement constant**. L'aide-soignant, par sa présence quotidienne et son soutien, peut jouer un rôle crucial en valorisant chaque effort du patient. Il est important de féliciter les réussites, même les plus modestes, et de reconnaître les progrès, même lorsqu'ils ne sont pas spectaculaires. Par exemple, un patient qui parvient à réaliser un mouvement plus fluide ou à effectuer un transfert avec moins de difficultés mérite d'être encouragé. Cet encouragement renforce le sentiment de fierté du patient et l'incite à poursuivre ses efforts. L'aide-soignant peut également rappeler au patient les progrès accomplis sur une période plus longue, afin de lui montrer que, malgré les moments de stagnation ou de difficulté, des avancées significatives ont été faites depuis le début du processus de rééducation.

Le **soutien psychologique** est également essentiel pour maintenir la motivation. La réadaptation peut être éprouvante non seulement physiquement, mais aussi mentalement. Certains patients peuvent être tentés d'abandonner ou de se laisser submerger par la frustration face à leurs limitations. L'aide-soignant, par son écoute et son empathie, peut aider à apaiser ces sentiments de découragement en offrant un espace où le patient peut exprimer ses craintes et ses frustrations. En répondant à ces préoccupations avec bienveillance et en rassurant le patient sur ses capacités à surmonter les difficultés, l'aide-soignant contribue à restaurer la confiance du patient en lui-même. Ce soutien moral est particulièrement crucial dans les moments où le patient doute de ses capacités à récupérer ou se sent découragé par la lenteur des progrès.

Une stratégie complémentaire consiste à **personnaliser les séances de rééducation** pour les rendre plus engageantes et adaptées aux centres d'intérêt du patient. L'aide-soignant, en connaissant bien le patient, peut proposer des activités qui correspondent à ses goûts ou qui rappellent des gestes de la vie quotidienne. Par exemple, pour un patient qui aimait jardiner avant son hospitalisation, des exercices qui imitent les mouvements liés à cette activité (se pencher, soulever des objets) peuvent rendre la rééducation plus significative et motivante. En intégrant des éléments familiers ou plaisants, l'aide-soignant rend les exercices moins rébarbatifs et les ancre dans une perspective de retour à une vie active.

De plus, il est important d'**impliquer le patient dans la prise de décision**. La motivation est souvent renforcée lorsqu'on se sent maître de ses choix et acteur de son propre rétablissement. L'aide-soignant peut encourager le patient à participer à l'élaboration de son programme de rééducation en lui demandant son avis sur certains aspects : préfère-t-il faire tel exercice avant un autre ? Souhaite-t-il adapter le rythme de la séance ? En laissant une certaine marge de manœuvre au patient, l'aide-soignant contribue à renforcer son engagement et sa responsabilité dans son propre processus de rééducation. Cette autonomie partielle donne au patient un sentiment de contrôle, ce qui peut stimuler sa motivation à atteindre les objectifs fixés.

L'adaptation des séances en fonction des capacités du jour est également une stratégie importante pour éviter les découragements. Chaque jour est différent pour un patient en réadaptation : certains jours, il pourra se sentir plus énergique et capable de fournir des efforts importants, tandis que d'autres jours, il sera plus fatigué ou souffrira davantage. L'aide-soignant doit être capable de reconnaître ces variations et d'ajuster les exercices en conséquence. En modifiant l'intensité ou la durée des exercices selon l'état du patient, l'aide-soignant permet au patient de progresser à son propre rythme, sans risquer de le pousser trop loin, ce qui pourrait conduire à l'épuisement ou à la frustration.

L'encouragement à se fixer des objectifs personnels peut également renforcer la motivation. Au-delà des objectifs de rééducation prescrits par l'équipe médicale, le patient peut se fixer des objectifs qui lui tiennent à cœur, comme retrouver l'autonomie pour effectuer une tâche spécifique, comme cuisiner, s'habiller seul, ou même reprendre une activité qu'il affectionnait avant. En aidant le patient à atteindre ces objectifs personnels, l'aide-soignant lui donne une raison supplémentaire de s'engager pleinement dans le processus de réadaptation, car ces objectifs ont un sens direct pour sa qualité de vie.

Enfin, l'**intégration de la famille et des proches** peut être une source de motivation précieuse. Le soutien des proches joue un rôle clé dans le rétablissement des patients. L'aide-soignant peut encourager la famille à participer aux séances de rééducation ou à soutenir le patient dans ses efforts. Voir les progrès réalisés aux yeux de ses proches, ou savoir que son rétablissement facilitera le retour à la vie familiale, peut motiver le patient à poursuivre ses efforts avec plus de détermination. En créant un environnement de soutien où le patient se sent entouré et encouragé, l'aide-soignant contribue à renforcer son engagement.

- o   Gestion des frustrations et des blocages psychologiques.

La gestion des frustrations et des blocages psychologiques est un aspect fondamental de l'accompagnement des patients en réadaptation. Le chemin vers le rétablissement est souvent jalonné de défis physiques, mais aussi émotionnels, qui peuvent ralentir le progrès ou même décourager complètement le patient. Les frustrations naissent fréquemment de la perception que les progrès sont lents, que les capacités perdues tardent à revenir, ou que les objectifs fixés semblent inatteignables. Ces blocages psychologiques peuvent devenir un véritable obstacle à la rééducation si on ne les prend pas en compte. L'aide-soignant, en étant au plus près du patient, joue un rôle central dans l'identification et la gestion de ces moments de découragement. Grâce à une approche empathique et à des stratégies adaptées, il peut aider le patient à surmonter ses frustrations et à retrouver la motivation nécessaire pour poursuivre ses efforts.

L'une des premières étapes pour gérer les frustrations est d'**écouter activement le patient**. Beaucoup de patients ressentent un profond sentiment d'injustice ou d'impuissance face à leurs limitations physiques, et il est essentiel de leur offrir un espace où ils peuvent exprimer librement leurs émotions. L'aide-soignant doit être capable de recueillir ces frustrations sans jugement, en faisant preuve d'une grande bienveillance. Parfois, le simple fait d'avoir quelqu'un à qui parler, de pouvoir mettre des mots sur son ressenti, peut aider le patient à évacuer une partie de la charge émotionnelle qui l'empêche d'avancer. Cette écoute attentive permet aussi à l'aide-soignant de mieux comprendre les sources de la frustration, qu'il s'agisse d'un objectif jugé trop ambitieux, d'une douleur mal gérée, ou encore d'un sentiment de solitude face aux épreuves.

Après avoir écouté le patient, il est important de l'**aider à reformuler ses attentes**. La rééducation est souvent perçue comme un processus long et incertain, où les progrès peuvent sembler invisibles au quotidien. L'aide-soignant peut aider à recadrer cette perception en rappelant au patient que chaque petite amélioration compte, même si elle ne paraît pas spectaculaire. En décomposant les objectifs en étapes plus modestes et atteignables, il devient plus facile pour le patient de constater des progrès concrets. Par exemple, si un patient est frustré de ne pas encore pouvoir marcher sans aide, l'aide-soignant peut lui montrer que le simple fait de marcher plus longtemps ou avec moins de douleur qu'auparavant est déjà un signe encourageant. Cette démarche permet de restaurer la confiance du patient en ses capacités et de réduire le sentiment de stagnation qui alimente la frustration.

Un autre aspect crucial de la gestion des blocages psychologiques est de **reconnaître et valider les émotions du patient**. Lorsque le patient se sent compris dans sa souffrance, il est plus enclin à surmonter ses blocages. L'aide-soignant peut exprimer son empathie en reconnaissant que les difficultés rencontrées sont réelles et légitimes. Par exemple, il peut dire au patient que c'est normal de se sentir frustré face aux efforts constants demandés en rééducation, ou qu'il est compréhensible de se sentir découragé par la lenteur des progrès. Cette validation des émotions permet au patient de se sentir moins seul dans son expérience, et cela l'aide à accepter ses frustrations plutôt que de les combattre ou de les nier.

Encourager la patience et la persévérance est une autre stratégie essentielle pour surmonter les blocages. L'aide-soignant, en faisant preuve d'un soutien constant, aide le patient à comprendre que le rétablissement demande du temps et que la persévérance est la clé de la réussite. Il est important de rappeler que la réadaptation est un processus progressif, et que même les petites victoires accumulées jour après jour finissent par mener à des améliorations significatives. Par exemple, l'aide-soignant peut rappeler au patient qu'il y a des hauts et des bas dans chaque parcours de rééducation, et qu'un jour plus difficile ne signifie pas que tous les efforts ont été vains. Cette vision à long terme permet de réduire la pression ressentie au quotidien et de maintenir la motivation, même lorsque les progrès sont moins évidents.

Proposer des alternatives ou des adaptations aux exercices de rééducation est également un moyen efficace de contourner les blocages. Certains patients peuvent être frustrés par la répétitivité des exercices ou par la difficulté de certains mouvements. Dans ces cas, l'aide-soignant peut, en collaboration avec les kinésithérapeutes, proposer des variantes qui correspondent mieux aux capacités actuelles du patient ou qui apportent un aspect plus ludique aux séances. Par exemple, si un exercice de renforcement musculaire est trop douloureux ou décourageant, il peut être remplacé par une activité qui sollicite les mêmes groupes musculaires, mais dans un contexte plus motivant, comme un jeu ou une simulation d'une tâche de la vie quotidienne. Cela permet au patient de retrouver du plaisir dans l'effort et de se sentir à nouveau capable.

Une autre stratégie efficace est de **valoriser les progrès réalisés à long terme**. Il est facile pour un patient de se concentrer sur ce qu'il ne peut pas encore faire, mais l'aide-soignant peut l'amener à regarder en arrière et à reconnaître combien il a déjà accompli. En retraçant les progrès effectués depuis le début de la rééducation, que ce soit en termes de mobilité, de force ou de gestion de la douleur, le patient peut mieux percevoir le chemin parcouru. L'aide-soignant peut également proposer au patient de tenir un journal de rééducation où il note ses progrès quotidiens, aussi petits soient-ils. Cette démarche aide le patient à garder une trace visible de son évolution et à prendre conscience de ses succès, ce qui peut considérablement atténuer le sentiment de blocage.

Enfin, la **gestion des blocages psychologiques** doit inclure un soutien adapté aux particularités de chaque patient. Certains patients auront besoin d'une approche plus douce et rassurante, tandis que d'autres réagiront mieux à des encouragements plus dynamiques. Il est important pour l'aide-soignant d'adapter son discours et son approche en fonction du tempérament et des besoins émotionnels de chaque patient. Dans certains cas, un soutien plus structuré peut être nécessaire, comme l'intervention d'un psychologue, pour aider le patient à gérer des sentiments de dépression ou d'anxiété qui peuvent aggraver les blocages psychologiques.

La réadaptation psychosociale

- Le rôle de l'aide-soignant dans le soutien psychologique.

Le rôle de l'aide-soignant dans le soutien psychologique des patients est fondamental, surtout dans le cadre d'un service de réadaptation, où les défis ne sont pas seulement physiques mais également émotionnels. Le processus de rééducation est souvent long et éprouvant, et les patients se retrouvent confrontés à des limitations nouvelles, à des douleurs persistantes et à l'incertitude quant à leur récupération. Dans ce contexte, l'aide-soignant, par sa proximité quotidienne avec le patient, devient un interlocuteur privilégié pour l'accompagner sur le plan émotionnel. Il agit non seulement en soutien technique et médical, mais également en tant que personne ressource capable d'écouter, de rassurer et de motiver.

L'un des premiers aspects du soutien psychologique apporté par l'aide-soignant est l'**écoute active**. Dans un contexte médical où les patients peuvent parfois se sentir perdus ou isolés, il est essentiel pour eux d'avoir quelqu'un à qui parler de leurs craintes, de leurs frustrations et de leurs espoirs. L'aide-soignant, par sa présence constante, devient cette oreille attentive, capable de recevoir les émotions sans jugement. Lorsqu'un patient exprime sa peur de ne pas retrouver son autonomie ou sa frustration face à la lenteur de ses progrès, l'aide-soignant doit être capable de lui offrir un espace sécurisé pour parler. Cette écoute active permet non seulement de reconnaître la souffrance psychologique du patient, mais aussi de l'aider à la surmonter en verbalisant ses inquiétudes.

Le **rassurement** fait également partie intégrante du soutien psychologique. De nombreux patients en rééducation peuvent ressentir de l'anxiété, voire de la détresse, face à l'incertitude de leur avenir physique. L'aide-soignant joue ici un rôle de réconfort, en apportant des réponses rassurantes et en rappelant au patient qu'il est entouré d'une équipe médicale compétente et bienveillante. Par exemple, lorsque le patient s'inquiète de ne pas progresser assez vite, l'aide-soignant peut lui rappeler que chaque rééducation suit un rythme propre à chacun, et que même les petits progrès sont significatifs. Ce type de discours apaisant contribue à atténuer l'anxiété du patient et à lui donner un sentiment de sécurité, essentiel pour maintenir sa motivation.

La **valorisation des progrès** est une autre manière pour l'aide-soignant d'apporter un soutien psychologique. Le processus de rééducation est souvent jalonné de petites victoires, mais aussi de moments de stagnation ou de régression apparente. Il est facile pour un patient de se concentrer sur ce qu'il n'arrive pas encore à faire, plutôt que sur ce qu'il a déjà accompli. L'aide-soignant a un rôle clé pour rappeler au patient ses réussites, même les plus modestes. Par exemple, si un patient réussit à marcher quelques pas de plus que la veille, ou à réaliser un geste qu'il ne pouvait pas faire auparavant, il est essentiel que l'aide-soignant souligne ces progrès. Cette valorisation aide le patient à retrouver confiance en lui et à persévérer dans ses efforts, malgré les difficultés.

En parallèle, l'aide-soignant doit faire preuve d'une **empathie constante**, en se mettant à la place du patient pour mieux comprendre ce qu'il traverse. Cette attitude d'empathie permet au patient de se sentir compris et soutenu, non seulement dans ses efforts physiques, mais aussi dans ses émotions. L'empathie ne se manifeste pas seulement par des mots, mais aussi par des gestes : un sourire rassurant, une main posée sur l'épaule, un moment de silence partagé. Ces gestes, bien qu'ils puissent paraître anodins, renforcent la relation de confiance entre le patient et l'aide-soignant, et aident à créer un environnement où le patient se sent en sécurité émotionnelle.

Un autre aspect essentiel du soutien psychologique est l'**adaptation du discours** et des attitudes en fonction de la personnalité et des besoins émotionnels du patient. Certains patients auront besoin d'encouragements fermes et réguliers pour les inciter à dépasser leurs peurs et leurs limites physiques, tandis que d'autres réagiront mieux à une approche plus douce et rassurante. L'aide-soignant, en connaissant bien le patient, doit adapter son soutien pour que celui-ci soit le plus efficace possible. Cela implique de comprendre les moments où le patient a besoin d'être poussé à faire un effort supplémentaire, et ceux où il a simplement besoin d'être écouté ou rassuré. Cette capacité d'adaptation est essentielle pour offrir un soutien psychologique véritablement personnalisé et efficace.

Le **soutien face aux frustrations et aux blocages** est également un volet important du rôle de l'aide-soignant. En rééducation, les patients sont souvent confrontés à des moments de découragement, où les progrès sont moins visibles, voire inexistants. Ces périodes de stagnation peuvent générer une grande frustration, pouvant mener à un blocage psychologique. L'aide-soignant, par sa présence constante, peut aider le patient à surmonter ces moments en l'encourageant à ne pas baisser les bras, en lui montrant que ces phases font partie intégrante du processus de rééducation. Il peut aussi suggérer des ajustements aux exercices ou à la routine pour rendre la rééducation plus dynamique et motivante. En aidant le patient à dépasser ces blocages, l'aide-soignant favorise non seulement la progression physique, mais aussi le bien-être mental du patient.

Enfin, l'aide-soignant joue un rôle important dans la **prévention de l'isolement social**. Les patients en rééducation, surtout ceux qui passent de longues périodes à l'hôpital ou qui ont perdu une partie de leur autonomie, peuvent se sentir isolés ou déconnectés de leur vie quotidienne et de leurs proches. L'aide-soignant, en favorisant les interactions sociales, que ce soit en facilitant les visites de la famille ou en encourageant les patients à participer à des activités collectives, aide à briser cet isolement. Le fait de se sentir entouré et soutenu, à la fois par l'équipe soignante et par ses proches, renforce le moral du patient et lui donne la motivation nécessaire pour continuer à se battre.

o Aider à reconstruire l'estime de soi et l'indépendance.

Aider à reconstruire l'estime de soi et l'indépendance est une mission essentielle pour les aides-soignants dans le processus de rééducation des patients. Après un accident, une maladie ou une intervention chirurgicale, de nombreux patients se retrouvent face à une perte d'autonomie, parfois brutale, qui peut affecter profondément leur confiance en eux-mêmes. Cette perte d'indépendance, qu'elle soit temporaire ou permanente, entraîne souvent un sentiment de frustration, d'inadéquation et de vulnérabilité. Dans ce contexte, l'aide-soignant joue un rôle fondamental en accompagnant le patient pour qu'il retrouve peu à peu sa dignité, son estime de soi, et sa capacité à gérer son quotidien. À travers des gestes simples, mais essentiels, et un soutien psychologique constant, l'aide-soignant contribue à rétablir cette confiance en soi, étape par étape.

L'une des premières étapes pour reconstruire l'estime de soi consiste à **restaurer l'autonomie du patient dans les gestes du quotidien**. La dépendance pour des tâches de base, comme s'habiller, se laver, ou se nourrir, peut être une source de dévalorisation pour le patient. L'aide-soignant doit donc encourager l'indépendance dès que cela est possible, même de manière graduelle. Plutôt que de faire à la place du patient, l'aide-soignant adopte une approche d'accompagnement où le patient est invité à participer autant que ses capacités le permettent. Par exemple, si un patient peut seulement s'habiller partiellement, l'aide-soignant lui laisse le soin de réaliser les gestes qu'il peut, en intervenant uniquement là où c'est nécessaire. Cette méthode favorise la réappropriation des gestes du quotidien et redonne au patient une forme de contrôle sur sa vie, essentielle à la reconstruction de l'estime de soi.

Dans cette démarche, il est crucial de **valoriser chaque effort** du patient, aussi minime soit-il. Pour un patient en rééducation, accomplir une tâche que l'on faisait autrefois facilement peut désormais représenter un véritable défi. L'aide-soignant doit reconnaître l'importance de chaque progrès, même s'il semble infime. Par exemple, un patient qui parvient à se lever seul après plusieurs semaines d'immobilité doit être félicité et encouragé. Cette valorisation des progrès aide à renforcer la confiance en soi du patient, lui montrant qu'il est capable de réaliser des objectifs et d'avancer vers plus d'autonomie. Ce renforcement positif est essentiel pour motiver le patient à poursuivre ses efforts et à dépasser ses limitations, qu'elles soient physiques ou psychologiques.

Un autre aspect important pour reconstruire l'estime de soi réside dans le **soutien émotionnel** que l'aide-soignant apporte quotidiennement. La perte d'autonomie peut entraîner un sentiment de honte ou de culpabilité chez certains patients, notamment ceux qui avaient une grande indépendance avant leur hospitalisation ou leur accident. Dans ces moments de fragilité, l'aide-soignant doit adopter une attitude bienveillante et rassurante, en rappelant au patient que la réadaptation est un processus progressif, et que chaque personne avance à son propre rythme. En offrant une écoute empathique et en répondant aux craintes du patient avec bienveillance, l'aide-soignant aide à soulager le fardeau émotionnel souvent associé à la perte d'autonomie.

L'**encouragement à la prise de décision** joue également un rôle clé dans la reconstruction de l'indépendance et de l'estime de soi. L'un des éléments qui affecte le plus l'estime de soi après un événement invalidant est le sentiment de perte de contrôle sur sa propre vie. En intégrant le patient dans les décisions qui le concernent, même sur des aspects simples du quotidien, l'aide-soignant lui permet de retrouver une forme d'autonomie décisionnelle. Par exemple, le patient peut choisir l'ordre des activités de sa journée, décider quand il veut faire ses exercices de rééducation ou encore opter pour des tâches qu'il souhaite accomplir seul. Ces décisions, bien que mineures, redonnent au patient un sentiment de contrôle et renforcent sa confiance en ses propres capacités.

L'aide-soignant doit également adapter les soins et l'assistance en fonction de l'**évolution des capacités** du patient. Il est important de savoir progressivement réduire le niveau d'assistance au fur et à mesure que le patient retrouve de la force et de la mobilité. Par exemple, un patient qui commence à marcher à l'aide d'un déambulateur peut avoir besoin d'un soutien constant au début, mais l'aide-soignant doit être prêt à alléger cette assistance à mesure que le patient progresse. En favorisant cette autonomie progressive, l'aide-soignant permet au patient de constater sa propre amélioration et de reprendre confiance en ses capacités physiques, tout en veillant à ce que la sécurité soit toujours assurée.

De plus, l'aide-soignant peut encourager le patient à **fixer des objectifs personnels** qui ont du sens pour lui. Ces objectifs peuvent être des tâches qu'il souhaite accomplir seul, comme préparer un repas, s'habiller intégralement ou même sortir se promener. En définissant avec le patient des objectifs réalistes et personnalisés, l'aide-soignant l'aide à se projeter vers l'avenir et à donner du sens à ses efforts quotidiens. Atteindre ces objectifs, même modestes, contribue à renforcer l'estime de soi, car le patient retrouve une forme de maîtrise sur des aspects importants de sa vie.

L'importance de l'estime de soi ne se limite pas seulement aux aspects physiques de la réadaptation, mais touche également le bien-être psychologique et social. L'aide-soignant peut encourager le patient à maintenir des liens sociaux, que ce soit avec la famille, les amis ou d'autres patients en rééducation. L'interaction sociale est un élément clé dans la reconstruction de l'estime de soi, car elle permet au patient de se sentir intégré, écouté et soutenu. En favorisant ces échanges, l'aide-soignant aide le patient à retrouver une place active dans son environnement, ce qui contribue à améliorer son image de lui-même et à lui redonner confiance.

Enfin, la **patience et la persévérance** de l'aide-soignant sont indispensables dans ce processus de reconstruction. Chaque patient avance à son propre rythme, et il est important de respecter cette temporalité, sans précipiter les progrès ni imposer des attentes irréalistes. En s'adaptant aux besoins individuels du patient, l'aide-soignant montre qu'il est là pour soutenir sans juger, ce qui crée un cadre propice à la réémergence de la confiance en soi et de l'indépendance.

Chapitre 5

Les pathologies spécifiques et leur impact sur la réadaptation

Les AVC et la réadaptation neurologique

- Rôle de l'aide-soignant dans la récupération motrice et cognitive.

Le rôle de l'aide-soignant dans la récupération motrice et cognitive des patients est à la fois fondamental et polyvalent. Dans un contexte de réadaptation, où les patients tentent de retrouver des capacités physiques et mentales parfois gravement altérées, l'aide-soignant se situe au cœur du processus de rétablissement. Il collabore étroitement avec les autres professionnels de santé, tels que les kinésithérapeutes, ergothérapeutes et médecins, tout en jouant un rôle clé dans l'accompagnement quotidien des patients. Son action s'étend bien au-delà des soins de base : il contribue directement à encourager et soutenir les patients dans leurs efforts pour recouvrer leur mobilité, leur coordination et leurs facultés cognitives, tout en favorisant leur motivation et leur confiance en eux.

En matière de **récupération motrice**, l'aide-soignant joue un rôle de soutien essentiel. Après un accident, une chirurgie, ou en raison de maladies neurologiques ou dégénératives, de nombreux patients voient leur capacité de mouvement limitée. L'aide-soignant, par sa présence constante et ses interactions quotidiennes, accompagne les patients dans des gestes simples mais cruciaux. Il s'agit par exemple de les aider à se lever, à marcher avec des aides techniques, ou à réaliser des mouvements spécifiques prescrits par les kinésithérapeutes. En aidant les patients à exécuter ces mouvements, l'aide-soignant veille à ce que les exercices soient réalisés correctement, en toute sécurité, et surtout sans risquer de nouvelles blessures.

Cette **assistance à la mobilisation** va de pair avec une surveillance constante de la progression du patient. L'aide-soignant observe l'évolution de la force musculaire, de l'endurance, et de l'équilibre, tout en identifiant les éventuelles difficultés rencontrées par le patient. Si des signes de fatigue excessive, de douleur ou d'épuisement apparaissent, il ajuste immédiatement l'intensité des mouvements ou signale à l'équipe médicale la nécessité de réévaluer le programme de rééducation.

Cette vigilance permet d'assurer une progression adaptée et de prévenir les rechutes ou complications, tout en aidant à adapter le programme de rééducation aux capacités actuelles du patient.

Le soutien de l'aide-soignant ne se limite pas aux exercices prescrits : il est aussi présent dans les gestes du quotidien. En aidant le patient à **réapprendre les mouvements de la vie courante**, comme se lever, se pencher ou même s'habiller, l'aide-soignant intègre la rééducation motrice dans les soins quotidiens. Cela permet au patient d'assimiler plus rapidement ces gestes dans sa routine, rendant les progrès plus concrets et directement applicables à la reprise de l'autonomie.

Le rôle de l'aide-soignant s'étend également à la **récupération cognitive**, surtout pour les patients atteints de troubles neurologiques, tels que les AVC, les traumatismes crâniens ou certaines maladies neurodégénératives. Dans ces cas, les fonctions cognitives comme la mémoire, la concentration, le langage ou encore les capacités d'organisation peuvent être altérées. L'aide-soignant accompagne les patients dans la rééducation cognitive en facilitant leur participation aux exercices de stimulation mentale proposés par les ergothérapeutes et neuropsychologues. Il peut par exemple aider les patients à suivre des consignes, à se concentrer sur des tâches spécifiques, ou à réaliser des exercices de mémoire. Ces activités, bien que parfois simples, contribuent grandement à la reconstruction des fonctions cognitives.

La **stimulation cognitive au quotidien** est également un aspect fondamental du rôle de l'aide-soignant. En engageant les patients dans des discussions, en leur posant des questions pour stimuler leur mémoire ou en les invitant à participer à des activités ludiques ou intellectuelles, l'aide-soignant contribue à maintenir et à améliorer les capacités cognitives du patient. Cette approche informelle mais régulière est essentielle, car elle permet de solliciter le cerveau de manière naturelle, dans le cadre des interactions sociales habituelles, ce qui favorise une rééducation cognitive progressive et moins formelle.

L'aide-soignant joue également un rôle important dans l'**adaptation de l'environnement** aux capacités motrices et cognitives du patient. En collaboration avec l'équipe de rééducation, il veille à ce que l'environnement du patient soit sécurisé et adapté à ses besoins spécifiques. Cela peut inclure l'installation de barres d'appui, de coussins ergonomiques, ou l'adaptation de l'espace pour faciliter les déplacements. L'environnement devient ainsi un outil actif de la rééducation, permettant au patient de se déplacer plus facilement et de se concentrer sur la récupération de ses fonctions sans se mettre en danger. En veillant à la sécurité et au confort du patient, l'aide-soignant contribue à créer un cadre propice à la rééducation, où chaque mouvement et chaque action renforcent les progrès.

Un autre aspect important du rôle de l'aide-soignant dans la récupération motrice et cognitive est l'**encouragement psychologique**. La récupération, qu'elle soit physique ou cognitive, est souvent longue et parsemée de moments de frustration. Certains patients peuvent perdre espoir ou se décourager face à la lenteur des progrès. L'aide-soignant, par sa proximité quotidienne, joue un rôle de soutien moral essentiel. Il valorise les petits progrès, même lorsqu'ils paraissent insignifiants, et rappelle au patient que chaque étape compte dans le processus global de réadaptation. En offrant des encouragements réguliers et en maintenant une attitude positive, l'aide-soignant aide à maintenir la motivation du patient, un facteur clé pour une récupération réussie.

Enfin, l'aide-soignant collabore étroitement avec l'ensemble de l'équipe soignante pour ajuster et affiner les stratégies de récupération. Il communique régulièrement avec les kinésithérapeutes, les ergothérapeutes et les médecins, leur faisant part des progrès ou des difficultés observées chez le patient. Cette communication fluide permet de réévaluer les objectifs de rééducation et de s'assurer que le plan de soins reste adapté aux besoins évolutifs du patient. L'aide-soignant, par ses observations et son implication quotidienne, apporte des informations précieuses qui aident à ajuster les soins en temps réel.

- Les défis spécifiques aux patients souffrant d'aphasie ou de paralysie.

Les patients souffrant d'aphasie ou de paralysie présentent des défis spécifiques qui exigent une approche adaptée et bienveillante de la part de l'aide-soignant. L'aphasie, qui affecte la capacité à communiquer verbalement à la suite d'un AVC ou d'un traumatisme cérébral, et la paralysie, qui entraîne une perte partielle ou totale de la mobilité, bouleversent la vie quotidienne des patients et impactent fortement leur autonomie. Face à ces conditions, l'aide-soignant joue un rôle crucial pour soutenir le patient, à la fois dans la gestion des limitations physiques et des difficultés de communication, et dans le processus de réadaptation, en lui offrant un accompagnement personnalisé et empathique.

Le premier défi pour les patients souffrant d'**aphasie** est la difficulté à **exprimer leurs besoins** et à comprendre les informations qui leur sont communiquées. L'aphasie peut altérer la capacité à parler, à comprendre, à lire ou à écrire, selon la gravité et le type d'aphasie. Cela crée un sentiment de frustration et d'isolement pour les patients, qui ont souvent conscience de ce qu'ils veulent dire, mais sont incapables de le formuler correctement. L'aide-soignant, en étant au contact direct du patient au quotidien, doit adapter sa manière de communiquer pour rendre les échanges aussi simples et compréhensibles que possible. Cela implique l'usage de phrases courtes, claires, et d'un langage non verbal renforcé par des gestes, des expressions faciales et des démonstrations visuelles. Par exemple, pointer un objet ou montrer une action peut faciliter la compréhension lorsqu'un patient aphasique ne parvient pas à saisir une consigne orale.

Pour aider les patients aphasiques à **s'exprimer**, l'aide-soignant peut aussi encourager l'utilisation d'**outils de communication alternatifs**, comme des pictogrammes, des tablettes de communication ou des cartes avec des mots simples. Ces dispositifs permettent au patient de choisir des images ou des mots pour indiquer ses besoins ou exprimer ses émotions.

L'utilisation de ces outils aide à réduire le sentiment de frustration lié à l'impossibilité de s'exprimer verbalement, tout en maintenant un certain niveau d'indépendance dans la communication. L'aide-soignant doit faire preuve de patience et encourager le patient à prendre son temps pour se faire comprendre, tout en valorisant chaque tentative de communication, aussi modeste soit-elle.

Le **soutien émotionnel** est aussi crucial pour les patients aphasiques, qui peuvent se sentir isolés, incompris, ou perdre confiance en eux à cause de leurs difficultés de communication. L'aide-soignant doit instaurer un climat de confiance, en montrant de l'empathie et en prenant le temps d'écouter activement, même si la conversation est lente ou difficile. Il est essentiel que le patient sente que ses efforts pour communiquer sont valorisés et respectés. Cette attention et cette bienveillance aident à réduire l'anxiété du patient et à renforcer sa motivation à participer activement à sa rééducation.

Les patients souffrant de **paralysie** font face à des défis physiques majeurs, en particulier en termes de **mobilité** et d'**autonomie dans les activités quotidiennes**. La paralysie peut être partielle ou totale, affectant un ou plusieurs membres, et limiter gravement la capacité du patient à se mouvoir seul, à s'habiller, à se laver ou à manger. L'aide-soignant doit donc être constamment attentif aux besoins de ces patients, en leur fournissant un soutien physique adapté tout en cherchant à préserver, autant que possible, leur autonomie. Par exemple, il peut être nécessaire d'aider un patient à effectuer des transferts sécurisés du lit au fauteuil roulant, ou de l'accompagner dans ses déplacements en utilisant des aides techniques, comme des déambulateurs ou des barres d'appui.

Dans ce contexte, l'un des défis pour l'aide-soignant est de trouver un équilibre entre **assistance et encouragement à l'autonomie**. Il est crucial de ne pas faire à la place du patient tout ce qu'il pourrait accomplir seul, même partiellement, car cela pourrait ralentir la rééducation. Par exemple, un patient paralysé d'un bras peut encore apprendre à utiliser l'autre bras pour certaines tâches, comme manger ou se laver. L'aide-soignant doit encourager ces gestes d'autonomie, en fournissant un soutien uniquement lorsque cela est nécessaire, tout en s'assurant que le patient est en sécurité.

Un autre défi pour les patients paralysés concerne la **prévention des complications liées à l'immobilité**, notamment les escarres et les contractures musculaires. L'aide-soignant doit être particulièrement vigilant à ces risques et veiller à repositionner régulièrement le patient pour éviter que des points de pression prolongée ne provoquent des lésions cutanées. La mobilisation passive, qui consiste à bouger doucement les membres paralysés pour maintenir la souplesse des articulations, est également une tâche essentielle. Cette attention quotidienne permet de prévenir les complications, tout en maintenant un minimum de mouvement dans les membres paralysés.

Les patients paralysés peuvent également rencontrer des **difficultés psychologiques** liées à la perte de mobilité et à la dépendance. Perdre la capacité de se mouvoir librement et d'accomplir des tâches simples peut entraîner un sentiment de frustration, de dévalorisation, et parfois de dépression. L'aide-soignant doit être conscient de ces enjeux psychologiques et apporter un soutien émotionnel constant. Cela passe par l'écoute, la valorisation des petits progrès réalisés, et la création d'un environnement de soins respectueux et bienveillant. Il est essentiel de rappeler au patient que la rééducation est un processus long, mais que chaque étape, aussi petite soit-elle, est un pas vers l'amélioration.

Un autre aspect important est l'**adaptation de l'environnement** pour faciliter la vie des patients aphasiques ou paralysés. L'aide-soignant, en collaboration avec l'équipe de rééducation, doit veiller à ce que l'espace de vie du patient soit aménagé de manière à maximiser son indépendance et à réduire les risques de chutes ou de blessures. Par exemple, dans le cas des patients paralysés, cela peut inclure l'installation de barres d'appui dans la salle de bain, l'utilisation de chaises de douche adaptées, ou encore l'aménagement du lit pour qu'il soit plus facile de s'y installer et d'en sortir. Pour les patients aphasiques, la présence de supports visuels ou d'aides à la communication dans leur environnement immédiat peut faciliter leur quotidien.

La réadaptation post-opératoire : Chirurgies orthopédiques et cardio-respiratoires

- Accompagner les patients ayant subi des prothèses, fractures complexes, ou pontages coronariens.

Accompagner les patients ayant subi des prothèses, des fractures complexes ou des pontages coronariens représente un défi majeur pour les aides-soignants, car ces interventions touchent à des aspects physiques et psychologiques profonds. Ces patients doivent non seulement faire face aux douleurs post-opératoires et aux contraintes de rééducation, mais aussi souvent à des peurs et à des doutes quant à leur capacité à retrouver une vie normale. Le rôle de l'aide-soignant dans ce contexte est essentiel, car il est en première ligne pour aider les patients à surmonter les difficultés de la récupération et à les guider pas à pas vers une autonomie retrouvée. Son intervention se fait dans un cadre d'accompagnement physique, mais aussi moral, visant à restaurer la confiance du patient dans son corps et à lui offrir un soutien constant.

Pour les patients ayant subi la pose de **prothèses**, que ce soit au niveau de la hanche, du genou ou de l'épaule, la rééducation est une étape incontournable et souvent éprouvante. Le corps doit s'adapter à la présence de ce nouvel élément, et le patient doit réapprendre à bouger, marcher ou effectuer des gestes de la vie quotidienne. L'aide-soignant intervient dès les premiers jours post-opératoires pour aider à la mobilisation en respectant scrupuleusement les recommandations médicales, notamment en termes de mouvements à éviter. Par exemple, pour une prothèse de hanche, certains mouvements, comme la flexion excessive de la hanche ou le croisement des jambes, sont proscrits pour éviter les risques de luxation. L'aide-soignant aide le patient à se lever, à marcher avec des béquilles ou un déambulateur, en s'assurant que ces gestes se font en toute sécurité et dans les bonnes postures.

L'un des défis majeurs pour ces patients est la **gestion de la douleur**. Après la pose d'une prothèse, les douleurs peuvent être intenses et décourager le patient de faire les exercices de rééducation nécessaires à sa récupération. L'aide-soignant, par son soutien quotidien, joue un rôle clé dans l'encouragement du patient à poursuivre sa rééducation malgré la douleur. Il veille également à adapter le rythme des exercices en fonction de l'état du patient, tout en signalant à l'équipe soignante toute intensification inhabituelle de la douleur. L'objectif est de trouver un équilibre entre soulager la douleur et maintenir une mobilisation progressive pour éviter les raideurs articulaires ou les complications post-opératoires.

La **valorisation des progrès** est également essentielle pour ces patients. Chaque étape de la rééducation, aussi modeste soit-elle, doit être soulignée et encouragée. Par exemple, pour un patient qui parvient à marcher quelques mètres de plus chaque jour avec sa prothèse de hanche ou de genou, l'aide-soignant doit féliciter ces efforts, ce qui renforce la confiance du patient et l'incite à persévérer. L'accompagnement moral est aussi important que l'accompagnement physique, car le processus de réadaptation peut être long et semé de moments de découragement.

Pour les patients ayant subi des **fractures complexes**, la rééducation est souvent plus difficile et plus longue, surtout si la fracture a nécessité une intervention chirurgicale avec pose de matériel (plaques, vis, clous). Ces fractures peuvent toucher des zones très sollicitées du corps, comme les bras ou les jambes, et le patient doit apprendre à mobiliser les zones blessées tout en respectant les consignes de précaution. L'aide-soignant doit être vigilant quant à la manière dont le patient effectue les premiers mouvements pour éviter toute contrainte excessive sur la fracture en voie de consolidation. Il aide le patient à mobiliser doucement la zone concernée, à effectuer des exercices de renforcement musculaire progressifs, tout en veillant à ce que le patient ne dépasse pas ses limites physiques.

Le **soutien psychologique** est ici tout aussi important. Les patients ayant subi des fractures complexes peuvent parfois être très limités dans leur autonomie pendant plusieurs semaines ou mois, ce qui peut être une source de frustration et de découragement. L'aide-soignant doit être à l'écoute de ces émotions et offrir un soutien moral constant, en rappelant au patient que la récupération est un processus progressif. En valorisant chaque petite amélioration, comme l'augmentation de la mobilité ou la réduction de la douleur, l'aide-soignant contribue à renforcer la motivation du patient.

Dans le cas des patients ayant subi un **pontage coronarien**, les enjeux sont à la fois physiques et psychologiques. Cette opération, souvent pratiquée en urgence ou après des épisodes graves, comme des infarctus, plonge le patient dans une situation où il doit réapprendre à gérer son corps, ses efforts physiques et son stress. La convalescence après un pontage demande une attention particulière, car le patient doit reprendre progressivement des activités physiques tout en évitant de solliciter excessivement son cœur. L'aide-soignant joue un rôle clé dans la surveillance de l'état général du patient, en vérifiant les constantes vitales (tension artérielle, rythme cardiaque) et en s'assurant que les premiers mouvements, comme se lever ou marcher, sont réalisés de manière sécurisée.

L'un des grands défis pour ces patients est de retrouver une **confiance en leurs capacités physiques** après une intervention cardiaque. Beaucoup d'entre eux craignent de solliciter leur cœur ou de faire des efforts, de peur de provoquer une nouvelle crise. L'aide-soignant, en collaboration avec l'équipe médicale, doit encourager le patient à reprendre progressivement une activité physique adaptée, tout en le rassurant sur le fait que ces efforts sont non seulement sûrs, mais nécessaires pour renforcer le cœur. Par exemple, marcher sur de courtes distances ou faire des exercices de respiration pour améliorer la capacité pulmonaire sont des étapes importantes pour retrouver une forme physique. L'aide-soignant veille à ce que ces activités soient réalisées de manière progressive et dans un environnement sécurisé.

La **rééducation cardiaque**, souvent prescrite après un pontage, est un processus qui implique à la fois des exercices physiques et une éducation à la gestion du stress et du mode de vie. L'aide-soignant peut aider le patient à adopter des habitudes saines au quotidien, que ce soit en surveillant son alimentation, en l'encourageant à respecter les consignes de repos et d'effort, ou en l'accompagnant dans la gestion de l'anxiété liée à sa condition. Cette approche globale, qui combine des aspects physiques et psychologiques, permet au patient de retrouver un équilibre entre activité et repos, tout en apprenant à mieux prendre soin de son cœur.

- o Surveillance spécifique et gestion des complications postopératoires.

La surveillance spécifique et la gestion des complications postopératoires constituent des aspects essentiels du travail de l'aide-soignant, notamment dans les services de réadaptation et de soins intensifs. Après une intervention chirurgicale, le corps du patient est en phase de récupération et de guérison, mais il est aussi vulnérable à un certain nombre de complications potentielles, qu'elles soient immédiates ou tardives. L'aide-soignant, par sa présence quotidienne et son observation attentive, joue un rôle clé dans la détection précoce de ces complications et dans leur gestion rapide, en collaboration avec l'équipe soignante. Cette vigilance permet d'assurer que le processus de guérison se déroule dans les meilleures conditions possibles et d'éviter l'aggravation de l'état de santé du patient.

La première étape de la **surveillance postopératoire** repose sur le suivi régulier des **constantes vitales** du patient, telles que la température corporelle, la tension artérielle, le pouls et la fréquence respiratoire. Toute variation anormale de ces paramètres peut être le signe d'une complication. Par exemple, une fièvre élevée peut indiquer une infection postopératoire, tandis qu'une chute de la tension artérielle ou une accélération du pouls peut signaler une hémorragie interne. L'aide-soignant, en surveillant attentivement ces constantes et en les enregistrant de manière rigoureuse, contribue à la détection précoce de signes alarmants qui nécessitent une intervention médicale immédiate. En cas d'anomalie, l'aide-soignant alerte rapidement l'équipe médicale, ce qui permet de réagir avant que la situation ne s'aggrave.

La **surveillance des plaies opératoires** est également une composante essentielle du suivi postopératoire. Les plaies, qu'elles soient fermées par des sutures, des agrafes ou laissées ouvertes pour cicatrisation, doivent être surveillées régulièrement pour détecter tout signe d'infection, d'inflammation ou de saignement. L'aide-soignant vérifie l'aspect de la plaie, la propreté du pansement, ainsi que la présence éventuelle de rougeurs, de chaleur, d'un écoulement purulent ou d'une odeur inhabituelle. En cas de suspicion d'infection ou de complication, comme une déhiscence (ouverture spontanée de la plaie), l'aide-soignant alerte immédiatement l'infirmier ou le médecin pour une évaluation plus approfondie et un traitement adapté.

Les complications **respiratoires** postopératoires, comme l'atélectasie ou la pneumonie, sont fréquentes, en particulier chez les patients alités ou ayant subi des interventions chirurgicales majeures. L'aide-soignant doit être vigilant face à ces risques et encourager les patients à effectuer des exercices respiratoires, comme la respiration profonde ou l'utilisation d'un spiromètre incitatif, afin de maintenir une bonne ventilation pulmonaire et prévenir l'accumulation de sécrétions. En surveillant la respiration du patient, l'aide-soignant peut identifier des signes d'essoufflement, de respiration superficielle ou de douleurs thoraciques, qui nécessitent une prise en charge rapide pour éviter une détérioration de l'état respiratoire.

Une autre complication courante est la **thrombose veineuse profonde (TVP)**, qui peut survenir chez les patients alités ou ayant une mobilité réduite. La TVP se manifeste par la formation de caillots sanguins, généralement dans les jambes, et peut évoluer vers une embolie pulmonaire, qui est potentiellement fatale. L'aide-soignant doit être attentif aux signes de thrombose, comme un gonflement des membres inférieurs, une rougeur ou une douleur localisée. Il peut également encourager le patient à réaliser des exercices de mobilisation des jambes pour stimuler la circulation sanguine, ou veiller à ce que des dispositifs comme les bas de contention ou les systèmes de compression intermittente soient correctement utilisés. En plus de la surveillance visuelle, le rôle de l'aide-soignant consiste à rappeler l'importance de la mobilisation précoce, même passive, afin de réduire le risque de formation de caillots.

Les **complications digestives** postopératoires, telles que la constipation, les nausées ou les vomissements, sont également des préoccupations fréquentes. Elles peuvent résulter des effets secondaires des médicaments (notamment les opioïdes), de l'anesthésie ou de l'immobilité. L'aide-soignant doit surveiller les habitudes intestinales du patient et signaler tout signe d'occlusion intestinale, comme une absence prolongée de selles ou des douleurs abdominales importantes. En collaboration avec l'équipe médicale, il peut proposer des mesures pour prévenir ces complications, comme l'administration de laxatifs doux, la promotion de l'hydratation, ou encore l'encouragement à la mobilisation pour favoriser le transit intestinal.

Les **complications urinaires**, comme la rétention d'urine ou les infections urinaires, sont également à surveiller, notamment chez les patients ayant été sondés pendant l'intervention ou immédiatement après. L'aide-soignant doit veiller à ce que le patient urine régulièrement et sans douleur, et observer tout signe d'infection, comme des douleurs lors de la miction, une couleur anormale des urines ou la présence de sang. Dans le cas d'une sonde urinaire, il doit également vérifier que celle-ci fonctionne correctement, sans obstruction, et que les mesures d'hygiène sont scrupuleusement respectées pour minimiser le risque d'infection.

L'accompagnement psychologique du patient est un autre aspect important de la surveillance postopératoire. Après une chirurgie, certains patients peuvent éprouver de l'anxiété, de la dépression ou de la confusion, en particulier après une anesthésie générale ou chez les personnes âgées. L'aide-soignant, par sa proximité et son attention, peut déceler des signes de détresse émotionnelle ou de désorientation et agir en conséquence. En offrant une écoute attentive, en expliquant les soins avec douceur et en rassurant le patient sur le processus de guérison, l'aide-soignant aide à apaiser les craintes et à soutenir l'état émotionnel du patient, ce qui favorise une meilleure récupération.

En outre, l'aide-soignant doit être attentif à la **gestion de la douleur postopératoire**. Une douleur mal gérée peut ralentir la récupération, perturber le sommeil, et rendre le patient réticent à bouger, ce qui augmente le risque de complications comme les escarres ou la TVP. En surveillant l'intensité de la douleur à l'aide d'échelles adaptées et en s'assurant que les traitements analgésiques sont administrés de manière appropriée, l'aide-soignant joue un rôle clé dans le confort du patient. Si la douleur persiste ou devient insupportable malgré le traitement, il est essentiel d'en informer rapidement l'équipe médicale pour ajuster les doses ou proposer d'autres méthodes de soulagement, comme la physiothérapie ou les techniques de relaxation.

Enfin, la **mobilisation précoce** du patient, lorsqu'elle est autorisée par l'équipe médicale, est un élément central de la récupération postopératoire. L'aide-soignant aide le patient à se lever progressivement, à marcher, à changer de position, tout en veillant à ce que ces mouvements soient effectués en toute sécurité. La mobilisation contribue à améliorer la circulation sanguine, à réduire le risque de complications respiratoires et digestives, et à favoriser un rétablissement plus rapide. L'aide-soignant doit encourager cette activité régulière, adaptée aux capacités du patient, et offrir un soutien constant pour éviter les chutes ou les mouvements brusques susceptibles d'aggraver la douleur ou de provoquer des blessures.

Les patients souffrant de maladies chroniques : Diabète, insuffisance rénale, etc.

    o   Comment adapter les soins et les exercices aux pathologies chroniques.

Adapter les soins et les exercices aux patients atteints de pathologies chroniques est un défi complexe qui nécessite une approche individualisée et nuancée. Les maladies chroniques, telles que le diabète, les maladies cardiovasculaires, les affections respiratoires comme la BPCO, ou encore les maladies dégénératives telles que la sclérose en plaques ou l'arthrose, influencent directement la capacité des patients à participer aux soins et à la rééducation. Pour chaque patient, la chronicité de la pathologie impose un ajustement constant des soins, afin de respecter leurs limites physiques et de prévenir l'aggravation des symptômes, tout en cherchant à maintenir ou améliorer leur qualité de vie.

La première étape pour adapter les soins est d'avoir une **compréhension approfondie de la pathologie** du patient, ainsi que de ses manifestations spécifiques. Chaque maladie chronique présente un tableau clinique différent, et chaque patient réagit de manière unique à sa condition. Il est donc essentiel que l'aide-soignant, en collaboration avec l'équipe médicale, tienne compte des limitations physiques et des douleurs associées à la pathologie. Par exemple, un patient atteint d'arthrose aura des douleurs articulaires qui limiteront sa mobilité, tandis qu'un patient souffrant d'une maladie respiratoire chronique comme la BPCO sera rapidement essoufflé à l'effort. Adapter les soins à ces réalités implique d'écouter le patient, de respecter ses capacités actuelles, et de ne pas forcer des mouvements ou des exercices qui pourraient aggraver ses symptômes.

Dans le cas des patients souffrant de **douleurs chroniques**, notamment liées à l'arthrose ou à des pathologies musculo-squelettiques, les soins et les exercices doivent être adaptés en fonction du seuil de douleur du patient. Les exercices de rééducation doivent viser à **maintenir la mobilité articulaire et à renforcer les muscles** sans exacerber la douleur. L'aide-soignant peut encourager des mouvements doux et progressifs, comme des exercices d'amplitude articulaire à faible impact ou des étirements légers. Par exemple, pour un patient souffrant d'arthrose du genou, la mobilisation passive de l'articulation ou des exercices en position assise ou allongée peuvent être plus appropriés qu'une activité sollicitant fortement les articulations portantes, comme la marche. Le but est d'éviter l'inactivité complète, qui peut aggraver la raideur et la douleur, tout en respectant les limites imposées par la douleur.

Les patients souffrant de **maladies respiratoires chroniques**, comme la BPCO ou l'asthme sévère, nécessitent une attention particulière dans la gestion de leur essoufflement et de leur capacité respiratoire. L'aide-soignant doit s'assurer que les exercices physiques sont adaptés à la tolérance à l'effort du patient, en veillant à ne pas provoquer de crises de dyspnée. Des exercices respiratoires, tels que la respiration abdominale ou l'utilisation d'un spiromètre incitatif, peuvent être intégrés au quotidien pour renforcer la capacité pulmonaire et améliorer la ventilation. Ces exercices permettent de réduire la sensation d'essoufflement et de prévenir les infections respiratoires en favorisant l'évacuation des sécrétions. Il est essentiel que l'aide-soignant reste vigilant quant à l'état respiratoire du patient pendant l'effort, en surveillant des signes comme l'essoufflement excessif, la cyanose ou une respiration rapide et superficielle, et en ajustant les exercices en conséquence.

Pour les patients atteints de **maladies cardiovasculaires chroniques**, comme l'insuffisance cardiaque ou après un infarctus du myocarde, les soins et les exercices doivent être minutieusement dosés. Le but est d'améliorer progressivement la capacité physique du patient sans surcharger le cœur. L'aide-soignant, en lien avec l'équipe de rééducation, aide à la mise en place d'exercices légers, comme la marche lente ou des activités de renforcement musculaire à faible intensité. Ces exercices visent à améliorer l'endurance sans provoquer de stress cardiaque. Il est crucial de surveiller les signes de fatigue excessive, comme l'essoufflement, des douleurs thoraciques, ou une transpiration inhabituelle. En cas de doute, l'aide-soignant doit interrompre l'exercice et consulter l'équipe médicale. La réadaptation cardiaque passe aussi par l'éducation du patient sur la gestion de son effort au quotidien, et l'aide-soignant joue un rôle clé en fournissant des conseils pratiques sur la gestion du stress, l'hygiène de vie, et les habitudes alimentaires.

Les **patients diabétiques**, notamment ceux atteints de diabète de type 2, nécessitent une gestion particulière de leur glycémie pendant les soins et les exercices. L'aide-soignant doit s'assurer que les exercices sont adaptés et ne provoquent pas de variations brutales de la glycémie, qu'il s'agisse d'hypoglycémie ou d'hyperglycémie. Avant de commencer une activité physique, il est essentiel de mesurer la glycémie du patient et de s'assurer qu'elle est dans une fourchette sécuritaire. Pendant les exercices, l'aide-soignant surveille les signes d'hypoglycémie, comme les tremblements, la fatigue soudaine, la confusion ou les sueurs froides. Il est également important de conseiller le patient sur l'importance de maintenir un bon équilibre alimentaire avant et après l'effort, pour éviter les variations glycémiques excessives. Les exercices pour les patients diabétiques doivent être modérés, comme la marche, les étirements ou des exercices aquatiques, afin de favoriser la régulation du taux de sucre sans provoquer de stress excessif sur l'organisme.

Pour les patients atteints de **pathologies neurodégénératives**, comme la sclérose en plaques ou la maladie de Parkinson, l'adaptation des soins et des exercices est indispensable pour préserver la mobilité tout en tenant compte des fluctuations des symptômes. Ces maladies se caractérisent souvent par des périodes de rémission et de poussées, et l'aide-soignant doit adapter les soins en fonction de l'état du patient à chaque moment. Dans les phases de poussée, où les symptômes sont plus sévères (par exemple, des tremblements, des spasmes musculaires, ou une grande fatigue), les soins doivent viser à maintenir le confort et à prévenir les complications liées à l'immobilité, comme les escarres ou les infections urinaires. Les exercices, pendant ces périodes, doivent être limités à des mobilisations douces et à la prévention des raideurs articulaires. Dans les phases de rémission, l'aide-soignant peut encourager des activités plus actives, toujours adaptées aux capacités du patient, pour maintenir la force musculaire, la coordination et l'équilibre.

L'adaptation des soins ne concerne pas seulement la rééducation physique, mais aussi la **gestion des autres aspects de la vie quotidienne**. Pour un patient souffrant d'une maladie chronique, même des gestes simples peuvent devenir difficiles. L'aide-soignant doit s'assurer que ces gestes soient réalisés dans les meilleures conditions possibles, en utilisant des aides techniques si nécessaire. Par exemple, un patient souffrant de polyarthrite rhumatoïde peut avoir des difficultés à se nourrir ou à s'habiller à cause de la raideur et des douleurs articulaires. Dans ce cas, l'aide-soignant peut proposer des ustensiles adaptés, comme des couverts ergonomiques ou des vêtements faciles à enfiler, pour maintenir une certaine autonomie malgré la maladie.

o Lien entre réadaptation et prévention des complications liées aux maladies chroniques.

Le lien entre réadaptation et prévention des complications liées aux maladies chroniques est essentiel pour améliorer la qualité de vie des patients et éviter l'aggravation de leur état de santé. Les maladies chroniques, telles que le diabète, l'insuffisance cardiaque, les maladies respiratoires comme la BPCO, ou encore l'arthrose, nécessitent une prise en charge à long terme, non seulement pour traiter les symptômes, mais aussi pour prévenir les complications potentielles qui peuvent sérieusement impacter l'autonomie et la santé globale du patient. La réadaptation joue ici un rôle central en aidant à maintenir, voire à améliorer, les capacités physiques et fonctionnelles, tout en réduisant les risques associés à ces pathologies.

L'un des liens fondamentaux entre réadaptation et prévention des complications est que la rééducation permet de **maintenir la**

mobilité et la force musculaire, ce qui est essentiel pour prévenir les complications liées à l'immobilité. Chez les patients souffrant de maladies chroniques, l'inactivité prolongée, souvent causée par la douleur ou la fatigue, peut entraîner une perte de masse musculaire, une réduction de la souplesse articulaire et, à terme, une perte d'autonomie. Cela peut conduire à un cercle vicieux où la mobilité réduite aggrave la condition du patient et augmente les risques de chutes, de fractures, ou encore de complications respiratoires. En intégrant des exercices réguliers, adaptés aux capacités de chaque patient, la réadaptation permet de maintenir l'activité physique, de prévenir la raideur articulaire, et de renforcer les muscles. Par exemple, pour un patient souffrant d'arthrose, des exercices à faible impact comme la marche ou la natation permettent de préserver la souplesse des articulations tout en réduisant la douleur et en maintenant la force musculaire.

De même, dans le cadre de maladies chroniques comme la **BPCO ou l'asthme sévère**, la réadaptation respiratoire est cruciale pour prévenir des complications respiratoires graves. Les patients atteints de maladies respiratoires chroniques sont à risque de développer des infections pulmonaires, comme des pneumonies, en raison de l'accumulation de sécrétions et de la faiblesse des muscles respiratoires. Les exercices respiratoires, tels que la respiration diaphragmatique ou l'utilisation de dispositifs d'expansion pulmonaire, favorisent une meilleure ventilation des poumons, préviennent l'encombrement bronchique et réduisent la fréquence des exacerbations de la maladie. De plus, la rééducation aide à améliorer la capacité d'effort, réduisant ainsi l'essoufflement et permettant au patient de rester actif plus longtemps sans ressentir de gêne respiratoire excessive.

Dans le cas des **maladies cardiovasculaires**, comme l'insuffisance cardiaque ou après un infarctus du myocarde, la réadaptation cardiaque joue un rôle fondamental dans la prévention des complications. La sédentarité chez ces patients augmente le risque de récidive d'événements cardiaques graves, tels que les infarctus ou les accidents vasculaires cérébraux. Les exercices de rééducation, réalisés sous surveillance médicale, visent à renforcer la capacité cardiaque et à améliorer l'endurance. En suivant un programme d'exercices progressifs et modérés, comme la marche ou des exercices de renforcement musculaire doux, les patients peuvent réduire leur tension artérielle, améliorer leur circulation sanguine, et renforcer leur cœur, tout en diminuant le risque de complications. En outre, la réadaptation offre également une opportunité d'éducation à la gestion du stress, de l'anxiété et de l'adoption de modes de vie sains, qui sont des éléments clés dans la prévention des maladies cardiovasculaires.

Le lien entre la réadaptation et la prévention des complications est également fort dans la **gestion du diabète**. Chez les patients diabétiques, en particulier ceux atteints de diabète de type 2, la rééducation physique est un outil indispensable pour améliorer la sensibilité à l'insuline et favoriser un meilleur contrôle de la glycémie. En stimulant les muscles, l'activité physique aide le corps à utiliser plus efficacement le glucose, ce qui permet de réguler les niveaux de sucre dans le sang. De plus, la réadaptation permet de prévenir les complications fréquentes du diabète, telles que la neuropathie périphérique, les infections et les problèmes circulatoires. En maintenant une activité physique régulière, les patients diabétiques réduisent le risque de développer des ulcères du pied ou d'autres complications liées à une mauvaise circulation sanguine. Par ailleurs, l'exercice physique favorise également la gestion du poids, un facteur crucial dans le contrôle du diabète et la prévention des complications associées à l'obésité.

La **prévention des complications psychologiques** est un autre aspect central de la réadaptation des patients souffrant de maladies chroniques. Ces affections à long terme, en particulier lorsqu'elles altèrent l'autonomie, peuvent entraîner des troubles comme la dépression, l'anxiété, ou un sentiment de désespoir. La réadaptation, en intégrant à la fois des aspects physiques et psychologiques, permet de lutter contre l'isolement social et de renforcer le bien-être mental des patients. En participant activement à des programmes de rééducation, les patients peuvent retrouver un sentiment de contrôle sur leur corps et leur condition, ce qui est crucial pour maintenir une bonne santé mentale. L'aide-soignant, par son accompagnement et son soutien moral, joue également un rôle clé dans la prévention de ces complications, en valorisant les progrès et en créant un environnement propice à l'épanouissement psychologique du patient.

Enfin, la réadaptation offre une **approche globale et éducative** qui permet de prévenir de manière durable les complications des maladies chroniques. Les programmes de rééducation ne se limitent pas seulement à l'exercice physique : ils incluent aussi une éducation thérapeutique qui vise à apprendre au patient comment gérer sa maladie au quotidien. Que ce soit pour un patient cardiaque apprenant à reconnaître les signes avant-coureurs d'une crise, un diabétique apprenant à gérer sa glycémie en fonction de son alimentation et de son activité physique, ou un patient asthmatique recevant des conseils sur la gestion des crises, cette éducation est un pilier essentiel dans la prévention des complications. L'aide-soignant, en collaboration avec l'équipe médicale, renforce cette dimension éducative en rappelant quotidiennement l'importance de respecter les consignes de soins, de surveillance et d'hygiène de vie.

Chapitre 6

La gestion des patients jeunes et pédiatriques en réadaptation

Les spécificités de la prise en charge des enfants
- Adapter les soins et la communication aux besoins des enfants en réadaptation.

Adapter les soins et la communication aux besoins des enfants en réadaptation est un défi à la fois technique et émotionnel, car l'accompagnement de ces jeunes patients nécessite une approche spécifique, adaptée à leur âge, à leur niveau de développement et à leur état physique et psychologique. Les enfants en réadaptation, qu'ils aient subi une intervention chirurgicale, un traumatisme ou qu'ils soient atteints d'une pathologie chronique, vivent cette expérience de manière très différente des adultes. Ils peuvent éprouver des peurs, des incompréhensions, et un sentiment de perte de contrôle, ce qui rend l'accompagnement émotionnel aussi important que les soins physiques. L'aide-soignant joue un rôle central dans l'adaptation des soins et dans la manière de communiquer avec ces jeunes patients, afin de les rassurer, de les motiver et de les aider à retrouver leurs capacités physiques et leur confiance en eux.

L'une des premières adaptations nécessaires est de **personnaliser les soins** en fonction de l'âge et du niveau de développement de l'enfant. Un jeune enfant n'a pas la même compréhension de la maladie, du corps, ou de la douleur qu'un adolescent. L'aide-soignant doit donc ajuster son approche en fonction des capacités cognitives de l'enfant. Par exemple, avec un enfant en bas âge, les soins doivent être présentés de manière simple et rassurante, en utilisant des explications adaptées à son vocabulaire et à sa compréhension. Il est aussi important d'utiliser des gestes doux, de prévenir l'enfant avant tout geste médical, et d'intégrer des éléments ludiques pour rendre l'expérience moins intimidante. Pour un adolescent, la communication peut être plus directe, en prenant soin d'impliquer l'enfant dans les décisions qui le concernent et en respectant son besoin d'autonomie.

Un autre aspect fondamental de l'adaptation des soins concerne la **gestion de la douleur**. Les enfants, surtout les plus jeunes, peuvent avoir du mal à exprimer précisément ce qu'ils ressentent, et l'évaluation de la douleur peut être difficile. L'aide-soignant doit être attentif aux signes non verbaux, comme les pleurs, les grimaces, l'agitation ou l'isolement, qui peuvent indiquer une douleur ou un inconfort. L'utilisation d'outils d'évaluation adaptés, comme des échelles de visage pour les plus jeunes, permet de mieux comprendre l'intensité de la douleur et d'ajuster les soins en conséquence. L'aide-soignant doit aussi expliquer à l'enfant, de manière simple et rassurante, les mesures mises en place pour soulager sa douleur, qu'il s'agisse de médicaments ou de techniques de relaxation. Cela contribue à réduire l'anxiété liée à la douleur et aide l'enfant à mieux la tolérer.

La **communication avec les enfants** en réadaptation doit être claire, rassurante et adaptée à leur niveau de compréhension. Les enfants ont souvent besoin de savoir ce qui va leur arriver pour se sentir en sécurité, mais il est crucial d'utiliser un langage non effrayant. Par exemple, plutôt que de parler d'une « injection » ou d'une « perfusion », des termes comme « un petit médicament dans ton bras » ou « une petite piqûre qui va t'aider à te sentir mieux » peuvent être plus appropriés. L'aide-soignant doit toujours s'assurer que l'enfant comprend ce qui va se passer, tout en évitant de le surcharger d'informations qui pourraient générer de la peur. L'usage de métaphores ou de jeux de rôle peut aussi être utile pour expliquer certains soins de manière plus ludique et moins anxiogène.

Pour que l'enfant se sente impliqué dans sa propre rééducation, il est important de lui **donner un rôle actif** dans ses soins. Même si l'enfant est jeune, l'aide-soignant peut l'encourager à participer autant que possible à sa rééducation, en lui donnant des choix simples, comme décider de l'ordre des exercices ou choisir un exercice qu'il préfère. Cette approche renforce son sentiment d'autonomie et de contrôle, deux éléments cruciaux pour améliorer son adhésion au processus de rééducation. En impliquant l'enfant, l'aide-soignant lui montre que ses efforts sont valorisés et qu'il a un rôle clé dans son propre rétablissement.

L'aspect ludique et créatif est également un outil puissant pour aider les enfants à **accepter et participer aux soins**. Les jeux, les histoires et les distractions permettent de détourner l'attention de l'enfant des moments difficiles ou douloureux et de rendre l'expérience plus agréable. Par exemple, pendant une séance de rééducation physique, l'aide-soignant peut transformer un exercice en un jeu, en défiant l'enfant de marcher jusqu'à un point précis ou en lui proposant de faire semblant de voler comme un super-héros pendant un mouvement d'étirement. Ce type d'approche ludique aide à maintenir l'enfant engagé et motivé, tout en rendant les soins moins stressants.

Le **soutien émotionnel** est tout aussi important. Les enfants, en particulier les plus jeunes, peuvent ressentir de la peur, de la frustration ou de la tristesse face à leur maladie ou à leur incapacité temporaire. L'aide-soignant doit faire preuve d'empathie, en étant à l'écoute des craintes de l'enfant et en le rassurant avec des mots simples et bienveillants. Il est essentiel de reconnaître les émotions de l'enfant, de lui dire que c'est normal d'avoir peur ou d'être triste, tout en l'encourageant à exprimer ce qu'il ressent. Ce soutien affectif est crucial pour apaiser l'anxiété de l'enfant et lui donner la force de surmonter les obstacles de la rééducation.

La **relation avec les parents** est un autre aspect fondamental de l'accompagnement des enfants en réadaptation. Les parents, eux aussi, vivent une situation difficile et peuvent être inquiets pour leur enfant, se sentant parfois impuissants face à sa souffrance ou à ses limitations. L'aide-soignant doit inclure les parents dans le processus de soins, en leur expliquant ce qui se passe, en répondant à leurs questions et en les rassurant sur les progrès de leur enfant. Il est important de créer un lien de confiance avec les parents, car leur soutien et leur implication dans la rééducation sont essentiels pour la réussite du processus. En les impliquant, l'aide-soignant aide à renforcer le lien entre l'enfant et sa famille, créant un environnement de soins cohérent et bienveillant.

Enfin, l'aide-soignant doit être attentif à **adapter les soins physiques** aux besoins spécifiques des enfants, en tenant compte de leur taille, de leur force et de leur endurance. Les exercices de rééducation, qu'ils visent à améliorer la mobilité, la force musculaire ou la coordination, doivent être adaptés à l'âge de l'enfant et à ses capacités physiques. Par exemple, un enfant ayant subi une fracture ou une intervention chirurgicale nécessitera des exercices progressifs, légers au début, avant d'augmenter progressivement l'intensité en fonction de ses progrès. Il est essentiel de respecter le rythme de l'enfant, sans le pousser au-delà de ses limites, tout en l'encourageant à continuer ses efforts avec douceur et patience.

o Le rôle de l'aide-soignant dans le soutien au développement psychomoteur.

Le rôle de l'aide-soignant dans le soutien au développement psychomoteur des patients, en particulier des enfants et des personnes âgées, est essentiel pour favoriser l'évolution harmonieuse des capacités physiques et mentales. Le développement psychomoteur concerne l'interaction entre les fonctions motrices (comme la coordination des mouvements, l'équilibre, et la posture) et les fonctions psychologiques (telles que la perception, l'attention, la mémoire et la gestion des émotions). Chez les enfants, un soutien approprié favorise une croissance saine de ces compétences cruciales, tandis que chez les personnes âgées ou les patients en réadaptation, ce soutien permet de maintenir ou de retrouver ces capacités après un accident ou une maladie.

L'une des premières missions de l'aide-soignant dans ce cadre est de **stimuler les capacités motrices** tout en tenant compte des capacités individuelles de chaque patient. Chez l'enfant, le développement des habiletés motrices fines et globales est un processus naturel, mais il peut être ralenti ou compromis par des retards de développement, des maladies ou des accidents. L'aide-soignant accompagne l'enfant en proposant des activités adaptées à son âge, qui encouragent la coordination et la maîtrise des gestes. Par exemple, des exercices simples comme attraper une balle, marcher en équilibre sur une ligne, ou encore manipuler de petits objets, permettent de développer à la fois la coordination et la dextérité. Ces activités ne doivent jamais être imposées, mais encouragées de manière ludique pour que l'enfant prenne plaisir à bouger et à explorer son environnement.

De manière plus globale, l'aide-soignant joue un rôle clé en **créant un environnement stimulant et sécurisant** qui permet à l'enfant ou au patient de s'épanouir physiquement et psychologiquement. Il s'agit d'offrir un cadre où les mouvements sont encouragés, mais aussi où le patient se sent en confiance pour prendre des initiatives motrices sans craindre de se blesser ou d'échouer. Chez les enfants, cet environnement peut inclure des jeux qui sollicitent à la fois le corps et l'esprit, comme les puzzles ou les parcours moteurs, qui demandent à l'enfant de planifier ses gestes et d'utiliser sa concentration. Pour les personnes âgées ou en rééducation, cet environnement de soins doit être sécurisé pour prévenir les chutes, tout en restant propice à la stimulation motrice et cognitive, par exemple en aménageant des espaces qui encouragent la marche, les étirements ou la manipulation d'objets simples.

La **stimulation cognitive**, qui va de pair avec les activités motrices, est une autre composante majeure du soutien psychomoteur. Le développement psychomoteur repose sur la capacité à coordonner les actions avec une pensée consciente. Chez l'enfant, cela peut se traduire par des jeux éducatifs où il doit manipuler des objets tout en réfléchissant, par exemple en empilant des blocs selon une certaine logique de taille ou de couleur. L'aide-soignant peut encourager ces activités, qui non seulement renforcent les capacités motrices, mais également stimulent des fonctions cognitives comme la mémoire et la concentration. Chez les adultes en réadaptation ou les personnes âgées, les exercices cognitifs peuvent inclure des tâches simples mais engageantes, comme les jeux de mémoire, les exercices de reconnaissance d'objets, ou même des tâches quotidiennes qui demandent de coordonner des gestes avec une réflexion, comme cuisiner ou ranger.

Dans la gestion du développement psychomoteur, **l'observation** est une compétence essentielle de l'aide-soignant. En surveillant de près les progrès et les difficultés rencontrées par chaque patient, l'aide-soignant peut ajuster les soins et les activités pour mieux répondre aux besoins individuels. Chez un enfant, par exemple, des retards dans la motricité fine (comme des difficultés à tenir un crayon ou à lacer ses chaussures) peuvent nécessiter des activités spécifiques pour renforcer la coordination œil-main. De même, chez une personne âgée ou en rééducation, des signes de faiblesse musculaire ou de troubles de l'équilibre doivent être pris en compte pour adapter les exercices de manière à renforcer ces capacités sans les sursolliciter.

La **motivation** est un autre aspect fondamental du rôle de l'aide-soignant dans le soutien au développement psychomoteur. Que ce soit chez les enfants ou les adultes, l'apprentissage moteur et cognitif peut être long et semé de frustrations. L'aide-soignant joue un rôle crucial en encourageant les patients à persévérer, en valorisant chaque petit progrès, et en créant une atmosphère de soutien et d'encouragement. Chez l'enfant, cette motivation peut passer par des approches ludiques, comme transformer un exercice en jeu ou proposer des défis adaptés à son âge, tout en veillant à ne pas mettre une pression excessive qui pourrait décourager. Chez les adultes, notamment ceux qui sont en rééducation après un accident ou une opération, l'aide-soignant doit régulièrement rappeler l'importance de ces exercices pour retrouver leur autonomie, tout en respectant le rythme propre à chaque individu.

L'aide-soignant doit également tenir compte de l'**aspect émotionnel** dans le développement psychomoteur. En particulier chez les enfants, l'évolution des capacités motrices et cognitives est étroitement liée à la gestion des émotions. Un enfant anxieux ou stressé aura plus de difficultés à se concentrer ou à réaliser des gestes précis. L'aide-soignant doit donc offrir un accompagnement émotionnel, en instaurant un climat de confiance où l'enfant se sent écouté et compris. Pour les adultes en rééducation, des blessures graves ou des pathologies peuvent provoquer des sentiments de frustration ou de dévalorisation. Dans ces cas, l'aide-soignant doit être attentif à ces émotions et offrir un soutien psychologique en valorisant les efforts du patient et en l'encourageant à rester engagé dans son processus de rééducation.

Enfin, le rôle de l'aide-soignant dans le soutien au développement psychomoteur inclut aussi la **collaboration avec d'autres professionnels**, comme les kinésithérapeutes, ergothérapeutes et psychomotriciens. L'aide-soignant assure le suivi quotidien des exercices prescrits par ces spécialistes, tout en apportant un retour régulier sur les progrès du patient. Cette collaboration permet d'ajuster le programme de rééducation et de s'assurer que les objectifs fixés sont atteints de manière progressive, tout en respectant les capacités du patient.

Accompagner les jeunes adultes et adolescents
- Prendre en compte les enjeux identitaires et émotionnels des jeunes patients.

Prendre en compte les enjeux identitaires et émotionnels des jeunes patients est une composante cruciale dans leur prise en charge, particulièrement lorsqu'ils traversent des périodes de réadaptation ou de traitement prolongé. Chez les enfants et les adolescents, la maladie ou le handicap intervient souvent à un moment où l'identité personnelle est en pleine construction. C'est une période marquée par la recherche de soi, par le développement des relations sociales, et par une quête d'autonomie et de reconnaissance. Dans ce contexte, l'apparition d'un problème de santé ou la nécessité d'une rééducation peut bouleverser cette dynamique, générant des défis émotionnels profonds. L'aide-soignant, par son accompagnement quotidien, joue un rôle essentiel pour aider les jeunes à traverser cette épreuve tout en soutenant leur développement personnel et émotionnel.

L'un des premiers aspects à prendre en compte est la **perception de l'identité** que les jeunes ont d'eux-mêmes, particulièrement lorsqu'ils sont confrontés à une maladie ou à une perte d'autonomie. Un enfant ou un adolescent en rééducation peut se sentir différent des autres, ce qui peut affecter son estime de soi. Les transformations physiques ou les limitations fonctionnelles dues à une pathologie peuvent amener les jeunes à percevoir leur corps comme un obstacle, à se sentir vulnérables, ou à craindre d'être jugés par leurs pairs. L'aide-soignant, en restant à l'écoute de ces préoccupations, doit faire preuve d'une grande empathie et trouver les mots pour rassurer le jeune patient sur sa valeur, au-delà de sa condition physique. Il est essentiel d'encourager une vision positive de soi-même, en insistant sur les capacités préservées ou les progrès réalisés, et en aidant l'enfant à se concentrer sur ce qu'il peut accomplir, plutôt que sur ses limitations.

Le **soutien émotionnel** est particulièrement important à cette étape, car les jeunes patients peuvent être submergés par des émotions contradictoires : la peur de l'avenir, la frustration face à la lenteur du rétablissement, ou encore la colère de ne pas pouvoir mener une vie "normale" comme leurs camarades. Ces émotions doivent être accueillies avec bienveillance par l'aide-soignant, qui doit créer un climat de confiance où l'enfant ou l'adolescent se sent libre de les exprimer sans crainte d'être jugé. Plutôt que de minimiser les émotions du jeune patient, il est crucial de reconnaître leur légitimité, tout en proposant des solutions pour les surmonter. Par exemple, encourager des méthodes de relaxation, des activités ludiques ou des discussions ouvertes peut permettre de canaliser le stress et d'atténuer l'angoisse.

Les **relations sociales** sont un autre enjeu identitaire majeur pour les jeunes patients. À l'adolescence en particulier, les interactions avec les pairs jouent un rôle central dans la construction de l'identité. Une hospitalisation prolongée, des séances de rééducation répétées ou la gestion d'une maladie chronique peuvent isoler l'adolescent de son groupe social, accentuant un sentiment de marginalisation. L'aide-soignant doit être attentif à ce risque d'isolement et encourager, autant que possible, la continuité des relations sociales. Cela peut passer par des échanges avec la famille, des visites de proches, ou encore l'utilisation de technologies pour rester en contact avec les amis. Maintenir ce lien social est essentiel pour éviter que le jeune ne se referme sur lui-même et pour préserver son sentiment d'appartenance, qui est un pilier de l'estime de soi.

L'**autonomie** est un autre enjeu central pour les jeunes en rééducation ou en traitement. L'enfance et surtout l'adolescence sont des périodes où l'indépendance devient progressivement une priorité. La maladie ou la réadaptation, en obligeant l'enfant ou l'adolescent à dépendre des autres pour des actes de la vie quotidienne, peut engendrer un sentiment de perte de contrôle et de régression. L'aide-soignant doit, dans la mesure du possible, encourager l'autonomie du jeune patient, même dans les petites tâches du quotidien. Il s'agit de permettre à l'enfant ou à l'adolescent de prendre part à ses soins, de faire des choix concernant son traitement ou ses activités, et de l'impliquer activement dans son processus de rétablissement. Cette approche participative aide à restaurer un sentiment de maîtrise et renforce l'estime de soi, tout en préparant le jeune patient à reprendre une vie plus autonome après sa convalescence.

Un autre aspect essentiel est l'adaptation de la **communication**. Les jeunes patients, notamment les adolescents, peuvent parfois avoir du mal à exprimer ce qu'ils ressentent ou à comprendre l'ampleur de leur situation médicale. L'aide-soignant doit adopter une communication claire et adaptée à l'âge du patient, tout en respectant son besoin de comprendre ce qui lui arrive sans être submergé d'informations. Avec les plus jeunes, cela peut impliquer d'expliquer des soins de manière imagée ou ludique, tandis qu'avec les adolescents, il s'agit de les traiter en partenaires actifs de leur traitement, en leur expliquant de manière franche et respectueuse ce qui est en jeu, tout en répondant à leurs questions.

Enfin, il est crucial de **valoriser les progrès**, même les plus petits. Les jeunes patients, confrontés à des défis physiques et émotionnels, ont besoin d'un retour positif régulier pour rester motivés. L'aide-soignant doit être attentif aux moindres améliorations, que ce soit un progrès dans un exercice de rééducation, une gestion plus sereine de la douleur ou un simple geste accompli de manière autonome. En soulignant ces réussites, l'aide-soignant aide le jeune à maintenir une vision positive de son parcours de réadaptation, tout en renforçant sa confiance en ses capacités à surmonter les difficultés.

o Aider à la réintégration scolaire ou professionnelle des jeunes en convalescence.

Aider à la réintégration scolaire ou professionnelle des jeunes en convalescence est une étape cruciale dans leur processus de rétablissement. Après une période d'hospitalisation ou de rééducation, que ce soit à la suite d'une maladie, d'un accident, ou d'une intervention chirurgicale, les jeunes patients doivent souvent faire face à des défis importants pour reprendre leur place dans la société, et plus particulièrement dans le milieu scolaire ou professionnel. Cette transition peut être source d'anxiété, tant pour les jeunes eux-mêmes que pour leurs familles, et nécessite un accompagnement adapté pour que la réintégration se fasse dans les meilleures conditions. L'aide-soignant, par son soutien à la fois physique et émotionnel, joue un rôle essentiel dans cette phase délicate, en collaboration avec l'équipe médicale, les enseignants, et, si nécessaire, les employeurs.

La première étape pour faciliter cette réintégration est de **préparer le jeune à retrouver un rythme de vie compatible avec ses engagements scolaires ou professionnels**. Pendant la convalescence, le jeune patient a souvent perdu certaines habitudes liées à son activité quotidienne, comme se lever à une heure fixe, gérer un emploi du temps ou encore réaliser des tâches de manière autonome. L'aide-soignant, en collaboration avec la famille et l'équipe de soins, doit progressivement encourager le jeune à retrouver une certaine routine. Cela peut commencer par de petites tâches, comme respecter des horaires de repas réguliers, organiser sa journée autour d'activités simples ou reprendre des exercices de rééducation à des heures fixes. Cette réintroduction progressive d'un cadre temporel permet de réduire l'écart entre la période de convalescence et le retour à la vie scolaire ou professionnelle, tout en redonnant au jeune une sensation de contrôle sur sa journée.

Ensuite, l'aide-soignant doit **veiller à ce que les capacités physiques et cognitives du jeune soient suffisamment renforcées** pour qu'il puisse s'adapter aux exigences de sa réintégration. Par exemple, un jeune ayant subi une fracture ou une opération doit être accompagné dans la récupération de sa mobilité, afin de pouvoir reprendre des activités comme se déplacer de manière autonome dans l'enceinte de l'école ou du lieu de travail, ou encore porter un cartable ou des outils de travail. Pour les jeunes ayant eu des complications cognitives, comme après un traumatisme crânien, il est crucial de travailler sur la concentration, la mémoire et la capacité à traiter des informations. L'aide-soignant peut encourager des exercices adaptés à ces besoins, en collaboration avec des professionnels tels que des ergothérapeutes ou des neuropsychologues, afin que le jeune retrouve la confiance nécessaire pour s'investir à nouveau dans ses études ou son travail.

Un aspect clé de la réintégration est également la **gestion des éventuelles limitations physiques ou médicales persistantes**. Certains jeunes en convalescence peuvent conserver des séquelles ou avoir des besoins spécifiques, comme des aménagements dans leur emploi du temps ou leur environnement. L'aide-soignant, en lien avec l'équipe médicale et les éducateurs ou employeurs, doit veiller à ce que des mesures d'adaptation soient mises en place. Par exemple, un élève ayant des problèmes de mobilité peut nécessiter une aide pour se déplacer au sein de l'établissement scolaire, des pauses supplémentaires, ou un poste de travail aménagé. De même, un jeune ayant besoin de soins réguliers, comme des injections d'insuline pour un diabète ou la prise de médicaments, doit pouvoir les recevoir sans perturber son emploi du temps. L'aide-soignant aide à organiser ces aménagements, en veillant à ce que le jeune puisse évoluer dans un environnement inclusif et sécurisé, sans se sentir stigmatisé par sa condition.

La **communication** entre l'équipe soignante, les enseignants ou employeurs, et la famille est également essentielle pour assurer une transition en douceur. L'aide-soignant joue souvent un rôle de médiateur dans ce processus, en transmettant aux enseignants ou aux responsables professionnels les informations nécessaires sur l'état de santé du jeune et sur les aménagements spécifiques dont il pourrait avoir besoin. Cela permet d'éviter les malentendus et de garantir que la réintégration se fasse dans des conditions optimales. Par exemple, dans un contexte scolaire, les enseignants doivent être informés des éventuelles limitations du jeune en termes d'efforts physiques ou cognitifs, pour adapter les attentes et les évaluations en conséquence. De la même manière, un employeur doit connaître les besoins spécifiques de l'employé en convalescence pour garantir une reprise progressive de l'activité professionnelle.

Un autre aspect fondamental de l'accompagnement est **le soutien émotionnel**. La reprise de la vie scolaire ou professionnelle après une longue période de convalescence peut générer beaucoup d'anxiété chez les jeunes. Ils peuvent craindre de ne pas réussir à suivre le rythme, de ne pas être à la hauteur des attentes, ou d'être perçus différemment par leurs camarades ou collègues en raison de leur maladie. L'aide-soignant doit être à l'écoute de ces craintes et offrir un soutien rassurant, en valorisant les efforts déjà accomplis et en soulignant la capacité du jeune à surmonter les défis. Il est également important d'encourager des stratégies pour gérer le stress, comme des techniques de respiration, des pauses régulières ou des moments de détente. Le retour à la normale peut être progressif, et il est crucial que le jeune ne se sente pas pressé ou accablé par des attentes trop élevées.

Enfin, l'aide-soignant peut encourager le jeune à **renforcer ses liens sociaux**, qui jouent un rôle clé dans la réussite de la réintégration. Pendant la période de convalescence, il est possible que le jeune ait été isolé de ses amis ou collègues, ce qui peut accroître le sentiment de solitude ou de marginalisation à son retour. L'aide-soignant doit aider à rétablir ces relations, en facilitant les contacts avec les pairs, en encourageant la participation à des activités sociales ou de groupe, et en aidant à surmonter la peur du regard des autres. Il est important de rappeler au jeune que, bien que sa maladie ou sa convalescence ait pu créer une parenthèse, il peut reprendre sa place dans le groupe, et que sa réintégration est un signe de force et de courage.

Le soutien aux parents et proches des patients pédiatriques

- Gérer l'angoisse des parents et les impliquer dans les soins sans les surcharger.

Gérer l'angoisse des parents et les impliquer dans les soins de leur enfant, tout en évitant de les surcharger, est un équilibre délicat mais essentiel dans la prise en charge des jeunes patients. Lorsqu'un enfant ou un adolescent traverse une période de maladie, de convalescence ou de réadaptation, les parents sont souvent submergés par des émotions contradictoires : la peur, l'impuissance, l'inquiétude pour l'avenir de leur enfant, mais aussi un fort désir d'être impliqués dans chaque aspect des soins. Leur engagement est important, car ils jouent un rôle crucial dans le soutien affectif et psychologique de leur enfant, mais il est tout aussi important de les protéger contre un épuisement émotionnel ou physique.

L'une des premières étapes pour gérer l'angoisse des parents est de **leur fournir une information claire, détaillée et adaptée à leurs besoins**. L'incertitude est souvent la principale source d'anxiété. Lorsque les parents ne comprennent pas bien la situation de leur enfant ou les procédures à venir, leur peur augmente. L'aide-soignant doit donc prendre le temps d'expliquer, de manière accessible et empathique, l'état de santé de l'enfant, les étapes du traitement ou de la rééducation, et les objectifs à long terme. Cette explication doit être rassurante mais honnête, en évitant de minimiser les défis à venir, tout en mettant l'accent sur les ressources et les progrès possibles. Il est également important de donner aux parents l'occasion de poser des questions et d'exprimer leurs inquiétudes, afin de les inclure pleinement dans la dynamique de soins, tout en répondant à leurs besoins émotionnels.

Il est essentiel d'**instaurer un climat de confiance** entre les parents et l'équipe soignante, car cela contribue grandement à apaiser l'angoisse. Lorsque les parents se sentent en confiance, ils sont plus enclins à déléguer une partie des soins à l'équipe médicale, ce qui les soulage d'une partie de la pression. L'aide-soignant, par sa présence quotidienne et son rôle de médiateur, doit être un point de repère pour les parents. En créant une relation basée sur la transparence et l'empathie, il permet aux parents de comprendre que leur enfant est entre de bonnes mains, ce qui réduit leur sentiment d'impuissance. Par exemple, en prenant régulièrement des nouvelles des parents, en les informant de chaque progrès réalisé, même minime, ou en leur expliquant les soins prodigués à leur enfant, l'aide-soignant les rassure tout en leur permettant de rester connectés à la situation sans être submergés.

Un autre aspect clé consiste à **délimiter leur rôle dans les soins**. Il est naturel que les parents veuillent être aussi impliqués que possible dans la prise en charge de leur enfant, mais cette implication doit être encadrée pour éviter qu'ils ne se sentent débordés. L'aide-soignant doit encourager la participation des parents dans des activités qui renforcent le lien avec leur enfant, comme l'accompagnement dans certains exercices simples ou la participation à des moments de détente et de soutien émotionnel, tout en les épargnant des tâches plus techniques ou médicales, qui relèvent de l'équipe soignante. Par exemple, un parent peut être invité à aider son enfant à réaliser des activités ludiques ou éducatives adaptées à son état, ou à le soutenir lors de moments d'exercices doux, mais les soins plus complexes (comme les pansements ou la surveillance des constantes) doivent être pris en charge par les professionnels. Cela permet aux parents d'être présents de manière positive sans avoir à porter tout le poids des soins médicaux.

En parallèle, il est essentiel de **reconnaître et valoriser leur rôle** dans la prise en charge émotionnelle et psychologique de leur enfant. Les parents sont souvent les meilleurs soutiens affectifs pour leurs enfants. Ils peuvent jouer un rôle primordial dans la réassurance, l'encouragement et l'accompagnement émotionnel au quotidien. L'aide-soignant doit leur rappeler que, même s'ils ne sont pas directement impliqués dans tous les soins médicaux, leur simple présence, leur amour et leur soutien affectif sont essentiels pour le moral et la récupération de leur enfant. Par exemple, des moments de complicité, des discussions apaisantes, des gestes d'affection ou des activités partagées comme la lecture ou les jeux peuvent grandement contribuer à réduire l'anxiété de l'enfant et à améliorer son bien-être. En valorisant ce rôle affectif, l'aide-soignant aide les parents à comprendre qu'ils contribuent de manière précieuse au rétablissement de leur enfant, sans devoir assumer des responsabilités qui pourraient les épuiser.

Un autre aspect crucial pour gérer l'angoisse des parents est de **les sensibiliser à leur propre bien-être**. L'épuisement émotionnel et physique est un risque majeur pour les parents d'enfants malades ou en convalescence. L'aide-soignant doit leur rappeler l'importance de prendre soin d'eux-mêmes, en leur offrant des espaces de répit, même courts. Cela peut passer par de simples conseils, comme se reposer lorsqu'ils le peuvent, demander de l'aide à d'autres membres de la famille ou à des amis, ou encore participer à des groupes de soutien où ils peuvent partager leurs expériences avec d'autres parents vivant des situations similaires. En soulignant que prendre soin d'eux-mêmes est aussi une manière d'être là pour leur enfant, l'aide-soignant les aide à alléger le poids émotionnel qu'ils portent.

Il est également utile d'encourager les parents à **garder des liens avec leur vie extérieure**, qu'il s'agisse de leur travail, de leurs loisirs ou de leurs autres enfants. Souvent, la maladie d'un enfant entraîne une focalisation totale sur lui, au détriment de la vie personnelle des parents. L'aide-soignant peut rappeler l'importance de maintenir un équilibre, en les encourageant à ne pas négliger leurs propres activités ou leurs autres responsabilités familiales. Cette approche permet de réduire le sentiment de surcharge et de préserver une certaine normalité, essentielle pour leur propre bien-être.

Enfin, l'aide-soignant doit être attentif aux signes de **détresse émotionnelle** chez les parents, tels que l'isolement, l'irritabilité, le découragement ou l'épuisement. Si ces signes apparaissent, il est important d'offrir un soutien supplémentaire, en proposant de parler à un psychologue ou à un conseiller familial, qui pourra les aider à gérer leur stress et à faire face aux difficultés émotionnelles. L'aide-soignant doit toujours avoir une approche proactive, en anticipant les moments où l'angoisse des parents pourrait s'intensifier, par exemple avant une intervention chirurgicale ou lors d'une rechute, et en leur offrant à ces moments-là un accompagnement émotionnel renforcé.

o L'importance de créer un environnement de confiance pour l'enfant et sa famille.

Créer un environnement de confiance pour l'enfant et sa famille est une composante essentielle de la prise en charge des jeunes patients, particulièrement lorsque ceux-ci traversent une période de maladie, de rééducation ou de convalescence. La confiance est le socle sur lequel repose la relation entre l'équipe soignante, l'enfant, et ses parents, et elle est cruciale pour garantir que les soins se déroulent dans un climat serein, propice à la guérison et à la coopération. Lorsqu'un enfant se sent en sécurité et que ses parents ont confiance en l'équipe soignante, ils sont plus susceptibles d'accepter le traitement, de suivre les recommandations médicales, et de s'impliquer activement dans le processus de rétablissement.

La première étape pour instaurer cette confiance est d'**établir une communication claire, honnête et adaptée à chaque membre de la famille**. Les enfants, surtout les plus jeunes, sont souvent anxieux face à l'inconnu, et la maladie ou la rééducation peuvent leur sembler effrayantes. L'aide-soignant, en première ligne dans les soins, doit s'adresser à l'enfant d'une manière rassurante, en utilisant des mots simples et en expliquant chaque étape de manière compréhensible. Par exemple, lorsqu'il s'agit de soins douloureux ou inconfortables, il est important de ne pas tromper l'enfant, mais de lui expliquer ce qui va se passer, en utilisant un langage non menaçant et en insistant sur le fait que l'équipe sera à ses côtés pour s'assurer que tout se passe bien. Cette approche contribue à réduire l'angoisse de l'enfant, car il sait à quoi s'attendre et se sent accompagné.

Avec les parents, la **transparence** est tout aussi primordiale. L'angoisse des parents découle souvent d'une incertitude ou d'un manque d'information. L'aide-soignant doit prendre le temps de répondre à leurs questions, de leur expliquer les soins prodigués et les objectifs du traitement, et de les tenir informés des progrès, mais aussi des éventuelles difficultés. En étant honnête et disponible, l'aide-soignant établit une relation de confiance avec les parents, qui se sentent alors plus à l'aise pour poser des questions ou exprimer leurs inquiétudes. Cette transparence permet aussi de créer un partenariat entre l'équipe soignante et la famille, en intégrant les parents dans le processus de décision et en les rassurant sur le fait que leur avis est pris en compte.

L'**empathie** est un autre pilier essentiel pour créer un environnement de confiance. Les parents, tout comme les enfants, vivent des moments de grande vulnérabilité lorsqu'un membre de la famille est malade ou en convalescence. L'aide-soignant doit faire preuve d'une écoute attentive et bienveillante, en reconnaissant les émotions des parents et de l'enfant sans les minimiser. Que ce soit la peur, la tristesse, la colère ou la frustration, il est crucial de permettre à la famille d'exprimer librement ses émotions et de recevoir une réponse empathique. Par exemple, si un parent exprime son inquiétude quant à l'avenir de son enfant, l'aide-soignant peut prendre le temps d'expliquer les prochaines étapes du traitement tout en validant l'inquiétude ressentie, sans essayer de la minimiser. Cette reconnaissance des émotions aide à renforcer la confiance, car les parents se sentent compris et respectés.

Il est également important de **valoriser la participation de la famille** dans le processus de soins. Les parents connaissent leur enfant mieux que quiconque, et leur implication dans les soins est précieuse. L'aide-soignant doit encourager cette participation, que ce soit en demandant l'avis des parents sur les préférences de leur enfant, en les impliquant dans les soins quotidiens ou en les invitant à participer à des moments clés, comme les exercices de rééducation ou les moments de réconfort après des soins. En impliquant les parents de manière active, l'aide-soignant leur montre qu'ils font partie intégrante de l'équipe soignante et que leur rôle est respecté et valorisé. Cela permet aussi de réduire le sentiment d'impuissance souvent ressenti par les parents dans ce type de situation, car ils ont un rôle concret à jouer dans le bien-être de leur enfant.

La création d'un **environnement physique rassurant** contribue également à établir un climat de confiance. Pour les enfants, l'hôpital ou le centre de rééducation peut être un lieu intimidant. L'aide-soignant peut contribuer à rendre cet environnement plus accueillant, que ce soit en disposant des objets familiers dans la chambre de l'enfant (comme des jouets, des photos ou des couvertures), ou en veillant à ce que l'espace soit aménagé de manière à encourager le confort et la sécurité. Le simple fait de personnaliser l'espace peut faire une grande différence dans la manière dont l'enfant et ses parents perçoivent le lieu de soin, en le rendant moins étranger et plus familier.

L'adaptation des soins à l'âge et aux capacités de l'enfant est une autre dimension importante de la création de cet environnement de confiance. Chaque enfant est unique, et ses besoins évoluent en fonction de son âge, de son état de santé et de son développement. L'aide-soignant doit être attentif à ces spécificités et ajuster son approche en fonction. Par exemple, avec un enfant en bas âge, les soins doivent être rapides et distrayants, tandis qu'un adolescent pourrait préférer une approche plus directe et informée. L'important est de toujours respecter le rythme et les préférences de l'enfant, tout en l'accompagnant avec douceur et patience. Cela permet à l'enfant de se sentir respecté et écouté, renforçant ainsi la relation de confiance avec l'équipe soignante.

Enfin, il est essentiel d'**anticiper et de prévenir les moments de stress** pour l'enfant et sa famille. L'aide-soignant, par son expérience et sa proximité avec les patients, peut souvent identifier les moments où l'anxiété risque d'augmenter, comme avant une intervention, pendant un soin douloureux, ou face à une incertitude médicale. En anticipant ces moments, il peut prendre des mesures pour atténuer le stress, que ce soit par des explications rassurantes, des distractions pour l'enfant (comme un jeu ou une histoire), ou des techniques de relaxation pour les parents. Cette anticipation permet d'éviter que l'anxiété ne prenne le dessus et de maintenir un climat de confiance et de sérénité.

Chapitre 7

Les nouvelles technologies au service de la réadaptation

La téléréadaptation : Une alternative en plein essor

- Comment la téléréadaptation peut soutenir le suivi à distance des patients.

La téléréadaptation est une approche innovante qui permet de soutenir le suivi à distance des patients en réadaptation, en combinant technologie et soins personnalisés. Elle s'est développée comme une solution complémentaire aux séances en présentiel, en particulier pour les patients qui ont des difficultés à se déplacer régulièrement dans les centres de rééducation. Grâce aux outils numériques, la téléréadaptation permet de maintenir un lien constant entre les patients et les professionnels de santé, tout en offrant une flexibilité accrue pour les soins. Elle est particulièrement utile dans le cadre de la rééducation fonctionnelle, cardiaque, respiratoire ou encore neurologique, car elle permet un suivi régulier, personnalisé et à domicile, tout en évitant les interruptions dans le processus de réadaptation.

L'un des principaux avantages de la téléréadaptation est qu'elle permet d'**assurer la continuité des soins**, même à distance. En effet, après une intervention chirurgicale, un accident ou en cas de pathologie chronique, la rééducation nécessite souvent des séances régulières pour maintenir ou améliorer les capacités fonctionnelles. Or, pour certains patients, se rendre fréquemment dans un centre de rééducation peut être difficile, que ce soit pour des raisons de mobilité, de distance ou d'organisation personnelle. La téléréadaptation permet de lever ces barrières en offrant aux patients la possibilité de suivre leur programme de rééducation depuis chez eux, tout en étant encadrés à distance par des professionnels de santé. Grâce aux outils numériques, comme les plateformes de visioconférence, les applications de suivi ou les dispositifs connectés, les thérapeutes peuvent superviser les exercices en temps réel, ajuster les consignes et vérifier la progression du patient.

Un autre avantage majeur de la téléréadaptation est qu'elle offre une **grande flexibilité dans l'organisation des séances**. Les patients peuvent intégrer leur programme de rééducation dans leur quotidien de manière plus souple, en choisissant les moments qui leur conviennent le mieux pour réaliser leurs exercices. Cela peut encourager une meilleure adhésion au programme, car les contraintes logistiques sont réduites. En outre, la téléréadaptation permet aux professionnels de santé de personnaliser davantage le suivi, en adaptant les exercices en fonction des besoins spécifiques du patient et de son rythme de progression. Par exemple, un kinésithérapeute peut proposer des exercices ciblés via une plateforme en ligne, que le patient peut suivre à son propre rythme, tout en envoyant des vidéos ou des feedbacks pour ajuster les séances en fonction de ses performances et de son ressenti.

La téléréadaptation favorise également une **surveillance régulière et proactive** de l'évolution des patients. Grâce aux outils de suivi en temps réel, comme les capteurs de mouvement ou les applications qui collectent des données sur les performances physiques (fréquence cardiaque, amplitude des mouvements, etc.), les professionnels de santé peuvent obtenir des informations précieuses sur la progression du patient. Ces données permettent d'ajuster rapidement le programme de réadaptation si nécessaire, en tenant compte des éventuels ralentissements, douleurs ou difficultés rencontrées par le patient. De plus, cette surveillance à distance aide à détecter rapidement les signes d'aggravation ou de complications, permettant ainsi une intervention rapide avant que la situation ne s'aggrave.

La **dimension éducative** de la téléréadaptation est un autre atout important. En effet, cette approche ne se limite pas à la réalisation d'exercices physiques. Elle offre aussi une opportunité d'éducation thérapeutique pour les patients, en les aidant à mieux comprendre leur pathologie, les enjeux de la rééducation et l'importance de l'autogestion de leur santé. Les plateformes de téléréadaptation peuvent intégrer des contenus éducatifs, comme des vidéos explicatives, des modules de formation sur la gestion de la douleur, ou des conseils sur l'adaptation de l'environnement quotidien pour favoriser la récupération. Cet accès à l'information renforce l'autonomie du patient, qui devient acteur de sa propre rééducation, tout en restant accompagné et guidé par les professionnels de santé.

Un aspect essentiel de la téléréadaptation est la **réduction de l'isolement** des patients, particulièrement pour ceux qui vivent loin des centres médicaux ou qui ont des difficultés à se déplacer régulièrement. En maintenant un lien régulier avec leurs thérapeutes et en participant à des séances virtuelles, les patients se sentent moins isolés et continuent de bénéficier d'un encadrement et d'un soutien. Cela est particulièrement important pour les patients atteints de maladies chroniques ou les personnes âgées, pour qui le sentiment d'isolement peut aggraver leur état de santé et réduire leur motivation à suivre un programme de réadaptation. Les interactions régulières à travers les outils numériques aident à maintenir une dynamique positive et un engagement constant dans le processus de rééducation.

La téléréadaptation peut également inclure une **dimension collaborative** entre les différents professionnels de santé qui suivent le patient. Par exemple, les médecins, kinésithérapeutes, ergothérapeutes et psychologues peuvent échanger plus facilement entre eux sur l'évolution du patient grâce aux outils numériques de partage d'informations. Cette collaboration permet une meilleure coordination des soins, assurant que le programme de rééducation soit adapté de manière globale aux besoins du patient, en prenant en compte ses progrès physiques, mais aussi son état émotionnel et psychologique. Ainsi, la téléréadaptation peut s'inscrire dans une prise en charge pluridisciplinaire, où chaque professionnel apporte son expertise pour favoriser un rétablissement complet et harmonieux.

Enfin, la téléréadaptation offre une **solution économique** pour les patients, en réduisant les coûts liés aux déplacements fréquents et parfois longs vers les centres de rééducation. Cela peut également permettre de désengorger les établissements de santé en évitant des visites physiques inutiles, tout en garantissant un suivi de qualité. Les économies de temps et d'argent réalisées grâce à la téléréadaptation peuvent également renforcer l'adhésion des patients à leur programme de rééducation, car ils y voient une approche plus accessible et adaptée à leurs contraintes personnelles.

- o Le rôle de l'aide-soignant dans l'utilisation des technologies de communication pour maintenir un lien avec le patient.

Le rôle de l'aide-soignant dans l'utilisation des technologies de communication pour maintenir un lien avec le patient a pris une importance croissante, particulièrement dans le contexte de la médecine moderne où les technologies numériques jouent un rôle clé dans le suivi à distance. Avec l'émergence de la télémédecine et des outils de suivi à distance, l'aide-soignant est devenu un acteur central dans l'intégration de ces technologies pour garantir une communication fluide et continue avec le patient, même lorsque celui-ci est à domicile. L'utilisation des technologies de communication permet non seulement d'assurer la continuité des soins, mais aussi de renforcer le soutien émotionnel, d'encourager l'autonomie du patient, et de faciliter la transmission des informations aux autres membres de l'équipe médicale.

L'un des aspects les plus importants de l'utilisation des technologies par l'aide-soignant est la **surveillance et le suivi régulier** des patients à distance. Grâce aux plateformes de visioconférence, aux applications mobiles et aux dispositifs connectés, l'aide-soignant peut garder un contact régulier avec le patient pour vérifier son état de santé, s'assurer de la bonne réalisation des soins, et répondre à ses questions ou à ses inquiétudes. Par exemple, pour un patient en rééducation après une opération, des séances régulières en visioconférence permettent de superviser la réalisation des exercices à domicile, de donner des conseils en temps réel, et de motiver le patient à continuer ses efforts. Ce lien régulier permet de combler le fossé entre les consultations physiques et les périodes où le patient est seul chez lui, assurant ainsi une continuité des soins essentielle à la récupération.

La **communication à distance** permet aussi de maintenir un **soutien émotionnel** constant, particulièrement pour les patients isolés ou fragiles. Les périodes de maladie, de convalescence ou de réadaptation peuvent être marquées par un sentiment de solitude ou d'inquiétude, et la présence régulière de l'aide-soignant, même à distance, offre au patient un soutien psychologique précieux. En utilisant les outils de communication, l'aide-soignant peut répondre rapidement aux interrogations du patient, le rassurer sur son état de santé, et l'encourager à persévérer dans son processus de guérison. Pour les patients âgés ou souffrant de maladies chroniques, cette relation de proximité, maintenue via les technologies, aide à réduire l'isolement et à renforcer le lien humain malgré la distance.

Les **technologies de communication** permettent également à l'aide-soignant de jouer un rôle clé dans **l'éducation du patient**. En effet, les outils numériques facilitent la transmission de contenus éducatifs, que ce soit sous forme de vidéos explicatives, de documents à lire, ou de tutoriels interactifs. L'aide-soignant peut, par exemple, envoyer des recommandations pour améliorer l'autonomie du patient à domicile, proposer des astuces pour mieux gérer la douleur, ou fournir des conseils pour adapter son environnement en fonction de ses besoins. Ces informations, partagées par l'aide-soignant via les technologies, aident le patient à mieux comprendre sa condition, à gérer ses soins au quotidien, et à devenir plus autonome dans la prise en charge de sa santé. La transmission de connaissances est un aspect fondamental de la réadaptation, et la technologie permet de rendre cet apprentissage accessible à tout moment.

L'aide-soignant, grâce aux outils de communication numérique, facilite également la **coordination des soins** entre les différents professionnels de santé. Dans une approche pluridisciplinaire, où médecins, kinésithérapeutes, psychologues et ergothérapeutes sont impliqués dans la prise en charge du patient, les technologies permettent de centraliser les informations et d'assurer une meilleure coordination. Par exemple, grâce aux applications de suivi à distance, l'aide-soignant peut mettre à jour en temps réel les données concernant l'état du patient (comme les constantes vitales, la progression des exercices ou les observations quotidiennes) et les partager avec les autres membres de l'équipe. Cela permet de prendre des décisions plus rapidement, d'ajuster les traitements ou les exercices en fonction de l'évolution du patient, et d'éviter toute rupture dans la prise en charge.

Les **dispositifs de suivi à distance**, tels que les capteurs de mouvement, les moniteurs de fréquence cardiaque ou les applications de suivi de la douleur, offrent également à l'aide-soignant des outils précieux pour surveiller l'état de santé du patient sans nécessiter une présence physique constante. Ces outils permettent de collecter des données en continu, que l'aide-soignant peut ensuite analyser pour s'assurer que le patient progresse de manière satisfaisante ou pour repérer des signes précurseurs de complications. Par exemple, pour un patient souffrant d'insuffisance cardiaque, un moniteur connecté peut alerter l'aide-soignant en cas de variation anormale de la fréquence cardiaque, permettant ainsi une intervention rapide. Ces technologies renforcent la capacité de l'aide-soignant à anticiper les problèmes et à assurer un suivi proactif, même à distance.

L'utilisation des technologies par l'aide-soignant favorise également une **implication active du patient** dans sa rééducation ou ses soins. En utilisant des applications interactives ou des plateformes en ligne, l'aide-soignant peut encourager le patient à suivre ses progrès, à enregistrer ses données de santé (comme le poids, la douleur, ou les capacités physiques), et à participer activement à son processus de guérison. Cela favorise l'autonomie du patient, qui devient un acteur de sa propre prise en charge. L'aide-soignant peut ensuite utiliser ces informations pour personnaliser les soins et ajuster les exercices ou les traitements en fonction des besoins spécifiques du patient. Cette interaction continue, basée sur la communication numérique, renforce la collaboration entre le patient et l'équipe soignante, tout en augmentant l'engagement du patient dans sa rééducation.

Enfin, l'aide-soignant joue un rôle important dans **l'accompagnement des familles** via les technologies de communication. Lorsque le patient est suivi à domicile, les proches jouent souvent un rôle essentiel dans le soutien au quotidien. L'aide-soignant peut utiliser les outils numériques pour maintenir un lien avec la famille, les informer de l'état de santé du patient, leur donner des conseils pour mieux accompagner leur proche, et répondre à leurs interrogations. Cela permet aux familles de se sentir soutenues et rassurées, tout en évitant qu'elles ne se sentent démunies face à la situation. En utilisant les technologies de manière proactive, l'aide-soignant assure une meilleure communication avec l'entourage du patient et favorise un climat de confiance, essentiel au bien-être du patient.

Les outils numériques d'évaluation de la mobilité

- Utiliser les applications et outils connectés pour évaluer les progrès du patient (bracelets d'activité, capteurs de mouvements).

L'utilisation des applications et des outils connectés, tels que les bracelets d'activité ou les capteurs de mouvements, a révolutionné l'évaluation des progrès des patients en rééducation ou en suivi médical. Ces dispositifs permettent un suivi en temps réel et fournissent des données objectives et précises sur l'évolution des capacités physiques des patients. En intégrant ces technologies dans le processus de soin, l'aide-soignant peut obtenir une vision complète et continue des progrès réalisés, ajuster les interventions en fonction des besoins spécifiques du patient, et encourager une meilleure autonomie dans la gestion de la rééducation. Ces outils offrent une nouvelle approche de l'évaluation qui allie technologie et accompagnement humain.

L'un des avantages majeurs de ces technologies connectées est leur capacité à **collecter des données précises et en temps réel**. Les bracelets d'activité, par exemple, mesurent des indicateurs clés comme le nombre de pas effectués, la distance parcourue, le rythme cardiaque, ou encore la qualité du sommeil. Ces informations, transmises directement à une application dédiée, permettent à l'aide-soignant d'évaluer la mobilité du patient et d'analyser son niveau d'activité au quotidien. Pour un patient en rééducation après une opération ou une maladie chronique, ces données sont précieuses pour observer l'évolution de sa capacité à se mouvoir, à marcher plus longtemps ou à augmenter progressivement ses efforts physiques. De plus, la possibilité de suivre ces paramètres sur une période prolongée offre une vision globale de la progression, permettant ainsi d'adapter les soins en fonction de l'amélioration ou des difficultés rencontrées.

Les **capteurs de mouvements**, quant à eux, sont particulièrement utiles dans le cadre de la rééducation fonctionnelle. Ces dispositifs, souvent intégrés dans des vêtements intelligents ou utilisés sous forme de capteurs portatifs, enregistrent avec précision les mouvements des articulations et des muscles. Ils permettent de détecter la qualité des gestes, l'amplitude des mouvements ou encore les déséquilibres corporels. Ces capteurs sont très utiles pour évaluer les patients souffrant de troubles moteurs ou neurologiques, comme ceux ayant subi un AVC ou une intervention orthopédique. L'aide-soignant peut ainsi suivre en temps réel la réalisation des exercices de rééducation, corriger les postures ou ajuster les mouvements pour éviter les compensations incorrectes, et s'assurer que les gestes effectués sont conformes aux recommandations des kinésithérapeutes.

L'autre avantage important de ces outils est qu'ils permettent de **visualiser et de documenter les progrès**, tant pour l'aide-soignant que pour le patient. Les applications associées aux bracelets d'activité ou aux capteurs de mouvements offrent des interfaces simples qui affichent les performances sous forme de graphiques ou de statistiques faciles à interpréter. Cela permet à l'aide-soignant de suivre les améliorations au fil du temps, en identifiant les périodes de stagnation ou de régression, et en ajustant les soins ou les exercices en conséquence. Pour le patient, cette visualisation est également très motivante : voir concrètement les progrès réalisés, comme une augmentation du nombre de pas chaque jour ou une amélioration de l'amplitude des mouvements, renforce la confiance en soi et encourage à poursuivre les efforts. Ce retour visuel aide à maintenir l'engagement du patient dans sa rééducation et à lui donner des objectifs concrets à atteindre.

En outre, les données collectées par ces outils connectés permettent à l'aide-soignant de **détecter précocement d'éventuelles complications** ou des signaux d'alerte. Par exemple, une diminution soudaine de l'activité physique, une baisse du rythme cardiaque ou des mouvements de moins en moins amples peuvent indiquer un problème, comme une douleur non signalée, une fatigue excessive ou une complication médicale. En surveillant ces paramètres, l'aide-soignant peut intervenir rapidement en adaptant le programme de rééducation ou en alertant l'équipe médicale pour un examen plus approfondi. Cette surveillance proactive est essentielle pour prévenir l'aggravation de l'état du patient et assurer une rééducation en toute sécurité.

L'utilisation des applications et outils connectés permet également de **personnaliser davantage le programme de rééducation**. En fonction des données recueillies, l'aide-soignant peut ajuster les exercices, les rendre plus ou moins intenses, ou les adapter aux capacités du patient à un instant donné. Par exemple, si les données montrent que le patient a réussi à marcher plus longtemps sans douleur, le programme de marche peut être intensifié. À l'inverse, si les capteurs révèlent une diminution des performances, les exercices peuvent être allégés pour éviter une surcharge physique ou mentale. Cette personnalisation des soins est un atout majeur, car elle permet d'accompagner le patient à son propre rythme, en tenant compte de ses forces et de ses limites.

Les **applications mobiles associées** aux bracelets d'activité et aux capteurs de mouvements jouent un rôle important dans l'**autonomisation du patient**. Elles permettent au patient de prendre une part active dans sa rééducation en suivant ses propres progrès, en recevant des notifications ou des encouragements, et en fixant des objectifs quotidiens. Cette autonomie renforce l'engagement du patient et lui permet de mieux comprendre l'importance de ses efforts dans son processus de guérison. Par ailleurs, ces applications permettent à l'aide-soignant de rester connecté en permanence avec le patient, même en dehors des séances de rééducation, en recevant des alertes en cas de problème ou des mises à jour régulières sur l'état de santé. Cette interaction continue favorise une meilleure adhésion au programme de réadaptation.

Enfin, les outils connectés facilitent également **la collaboration entre les différents professionnels de santé**. Les données collectées peuvent être partagées avec les médecins, les kinésithérapeutes, ou les autres membres de l'équipe soignante, permettant ainsi une coordination plus efficace des soins. Chaque professionnel peut consulter les informations relatives à l'évolution du patient, ajuster ses interventions en conséquence, et s'assurer que le programme de rééducation est cohérent et adapté aux besoins globaux du patient. Cette approche multidisciplinaire, rendue possible par les technologies connectées, garantit une prise en charge optimale et une meilleure continuité des soins.

- Suivre les indicateurs de santé grâce aux dossiers patients informatisés et interconnectés.

Le suivi des indicateurs de santé grâce aux dossiers patients informatisés et interconnectés représente une avancée majeure dans la gestion des soins, offrant une prise en charge plus fluide, sécurisée et personnalisée des patients. Ces dossiers numériques centralisent et mettent à jour en temps réel l'ensemble des informations médicales d'un patient, ce qui permet aux professionnels de santé, y compris les aides-soignants, de suivre l'évolution de l'état de santé de manière précise, d'optimiser la coordination des soins, et de réagir rapidement en cas de besoin. La digitalisation des dossiers médicaux améliore ainsi la qualité des soins tout en offrant une vue d'ensemble complète et actualisée du parcours de santé du patient.

L'un des principaux atouts des dossiers patients informatisés (DPI) est leur capacité à **centraliser et organiser les informations médicales** de manière exhaustive. Chaque indicateur de santé pertinent, qu'il s'agisse des constantes vitales, des résultats d'examens, des traitements administrés ou des diagnostics posés, est consigné dans un dossier unique accessible à tous les professionnels de santé impliqués dans la prise en charge du patient. Cette centralisation permet à l'aide-soignant de consulter rapidement les données essentielles pour suivre l'évolution de l'état du patient et ajuster les soins en conséquence. Par exemple, en accédant aux résultats de tests sanguins, aux suivis de la glycémie pour un patient diabétique, ou aux données de tension artérielle, l'aide-soignant peut immédiatement adapter ses interventions en fonction des besoins réels du patient.

La **mise à jour en temps réel** des dossiers patients informatisés permet une réactivité accrue dans le suivi des indicateurs de santé. Dès qu'un nouveau paramètre est relevé, qu'il s'agisse d'une prise de température, d'un dosage médicamenteux ou d'un examen clinique, les informations sont directement enregistrées dans le système. Cette actualisation instantanée est particulièrement précieuse pour les patients qui nécessitent une surveillance continue, comme ceux souffrant de maladies chroniques ou en phase postopératoire. L'aide-soignant peut ainsi suivre en temps réel l'évolution de la situation et alerter l'équipe médicale si un indicateur sort des normes attendues, ce qui permet de réagir rapidement en cas de détérioration de l'état de santé du patient, par exemple en ajustant le traitement ou en sollicitant un examen supplémentaire.

Les **indicateurs de santé suivis via les DPI** sont nombreux et variés. Ils incluent les constantes vitales (comme la fréquence cardiaque, la tension artérielle et la température), les résultats de laboratoires (glycémie, cholestérol, etc.), les données relatives à la mobilité et à la rééducation pour les patients en convalescence, ou encore les informations sur l'état mental et émotionnel du patient. Ces informations, souvent consignées de manière fragmentée dans des systèmes papier ou dans des dossiers dispersés, sont désormais consolidées dans un seul espace numérique. Cela permet d'avoir une vue d'ensemble complète, facilitant ainsi la prise de décisions éclairées par l'équipe soignante. Pour l'aide-soignant, qui assure souvent la surveillance quotidienne du patient, cette accessibilité immédiate aux données clés est un atout majeur pour assurer un suivi continu et personnalisé des soins.

L'interconnexion des dossiers patients avec d'autres systèmes de santé offre une **coordination optimale des soins**. Grâce à cette interconnexion, les données peuvent être partagées facilement entre différents services et professionnels de santé, qu'ils soient dans un même établissement ou dans des structures différentes. Par exemple, un médecin généraliste, un spécialiste, un kinésithérapeute, et un aide-soignant peuvent tous accéder aux mêmes informations, facilitant ainsi une prise en charge coordonnée et évitant les doublons ou les erreurs. Cette interconnexion est particulièrement bénéfique pour les patients qui nécessitent une prise en charge pluridisciplinaire. En permettant à chaque intervenant d'accéder aux mêmes données, les DPI favorisent une meilleure collaboration entre les différents professionnels de santé et assurent une continuité des soins sans faille.

L'accès aux dossiers patients informatisés permet également d'**optimiser la gestion des traitements**. Chaque médicament prescrit, chaque ajustement de dose, ou chaque changement de traitement est consigné dans le dossier, ce qui permet à l'aide-soignant de s'assurer que les protocoles thérapeutiques sont bien suivis et d'éviter les erreurs de médication. Si un patient suit un traitement complexe, l'aide-soignant peut consulter le plan de traitement complet, vérifier les interactions médicamenteuses potentielles, et s'assurer que les médicaments sont administrés selon les recommandations. De plus, les DPI facilitent la traçabilité des soins prodigués, permettant à chaque intervenant de savoir exactement quel soin a été administré et à quel moment, ce qui renforce la sécurité du patient.

L'un des grands avantages des DPI est la **prévention des erreurs médicales**. Grâce à l'enregistrement exhaustif des antécédents médicaux du patient, les allergies, les traitements en cours, ou les pathologies associées sont clairement visibles pour tout le personnel soignant. Cela permet d'éviter des erreurs critiques, telles que l'administration d'un médicament auquel le patient est allergique ou la répétition d'examens inutiles. L'aide-soignant, en accédant à ces informations à jour, peut ainsi anticiper les besoins du patient et s'assurer que les soins sont appropriés et sécurisés. Par exemple, avant de procéder à un soin, l'aide-soignant peut vérifier dans le DPI si des contre-indications existent, comme une allergie à certains pansements ou à des produits antiseptiques.

Les DPI favorisent également une **évaluation plus précise des progrès du patient**. En suivant les indicateurs de santé de manière régulière et en analysant leur évolution dans le temps, l'aide-soignant peut mesurer les progrès réalisés par le patient, identifier les tendances positives ou négatives, et ajuster les soins en conséquence. Par exemple, pour un patient en rééducation, les indicateurs de mobilité ou d'amplitude des mouvements peuvent être suivis sur plusieurs semaines, permettant de visualiser l'amélioration progressive ou de repérer des périodes de stagnation. Ces données peuvent ensuite être partagées avec l'équipe de rééducation pour ajuster le programme d'exercices ou pour proposer des interventions supplémentaires si nécessaire. Cette évaluation continue et objective permet d'adapter les soins aux besoins réels du patient, tout en fixant des objectifs réalistes et personnalisés.

Enfin, l'utilisation des DPI et des indicateurs de santé permet de **renforcer la communication avec le patient et sa famille**. Les informations consignées dans le dossier peuvent être expliquées de manière claire et détaillée, aidant le patient à mieux comprendre son état de santé, ses progrès, et les actions mises en place pour son rétablissement. L'aide-soignant peut s'appuyer sur ces données pour informer le patient de manière factuelle et rassurante, en lui montrant, par exemple, les résultats des derniers examens ou en expliquant l'évolution de ses constantes vitales. De plus, les familles, souvent anxieuses face à l'état de santé de leurs proches, peuvent être rassurées par la transparence des informations disponibles et par la traçabilité des soins prodigués, renforçant ainsi leur confiance envers l'équipe soignante.

L'intelligence artificielle et la réadaptation : Quelle place pour l'aide-soignant ?

o   Impact des nouvelles technologies sur les méthodes de soins et de rééducation.

L'impact des nouvelles technologies sur les méthodes de soins et de rééducation est considérable et a transformé profondément la manière dont les professionnels de santé, y compris les aides-soignants, accompagnent les patients. Ces technologies, qui incluent la télémédecine, les dispositifs connectés, l'intelligence artificielle (IA), la réalité virtuelle, et les outils de suivi à distance, ont ouvert de nouvelles perspectives dans la prise en charge des patients. Elles permettent non seulement d'améliorer l'efficacité des soins, mais aussi d'offrir des approches plus personnalisées, tout en renforçant l'autonomie des patients. Les nouvelles technologies apportent des solutions qui facilitent le quotidien des soignants et permettent une meilleure réactivité face aux besoins spécifiques de chaque patient, en particulier dans le domaine de la rééducation.

L'un des premiers domaines dans lesquels les nouvelles technologies ont un impact majeur est celui de la **téléréadaptation**. Grâce aux outils de télécommunication, les patients peuvent désormais suivre leur programme de rééducation à distance, tout en restant en contact régulier avec les professionnels de santé. Cela est particulièrement bénéfique pour les patients qui vivent dans des zones éloignées ou qui ont des difficultés à se déplacer. La téléréadaptation permet à l'aide-soignant et aux autres professionnels de suivre les progrès du patient, de superviser les exercices en temps réel via des plateformes de visioconférence, et d'ajuster le programme en fonction des besoins. Cette approche réduit la fréquence des visites en présentiel, tout en garantissant une continuité des soins. Elle permet également d'éviter les interruptions dans le processus de rééducation, ce qui est essentiel pour obtenir des résultats durables.

Les **dispositifs connectés**, tels que les bracelets d'activité, les capteurs de mouvement et les moniteurs de fréquence cardiaque, sont également devenus des outils incontournables dans la rééducation. Ces appareils collectent des données en temps réel sur l'état de santé du patient, comme le nombre de pas effectués, les niveaux d'activité, la qualité du sommeil, ou encore la régularité du rythme cardiaque. Ces informations, enregistrées dans des applications dédiées, permettent aux soignants de suivre l'évolution du patient de manière continue et précise. Par exemple, un aide-soignant peut utiliser ces données pour s'assurer que le patient respecte bien les consignes de mobilité ou d'exercices, et pour adapter les soins en fonction des performances et des progrès observés. Cette surveillance à distance permet de détecter rapidement d'éventuels problèmes, comme une baisse de l'activité ou une anomalie dans les constantes vitales, et d'intervenir rapidement en cas de besoin.

Les nouvelles technologies offrent également la possibilité de **personnaliser les soins** de manière beaucoup plus fine qu'auparavant. Grâce à l'intelligence artificielle, les professionnels de santé peuvent analyser des données complexes et proposer des programmes de rééducation ou des traitements spécifiquement adaptés aux besoins individuels de chaque patient. Par exemple, des algorithmes peuvent évaluer l'état de santé global du patient en tenant compte de ses antécédents médicaux, de ses capacités actuelles et de ses objectifs de rééducation, puis recommander des exercices ou des ajustements de traitement. Cette approche permet d'optimiser le processus de rééducation et d'améliorer les résultats à long terme. Pour l'aide-soignant, cela se traduit par des soins plus ciblés, une meilleure compréhension des besoins spécifiques du patient, et une capacité accrue à répondre de manière proactive à ses évolutions.

La **réalité virtuelle (VR)** et la **réalité augmentée (AR)** sont également en train de redéfinir la manière dont les patients suivent leur rééducation. Ces technologies immersives offrent des environnements simulés dans lesquels les patients peuvent réaliser des exercices de manière ludique et stimulante. Par exemple, un patient en rééducation après un AVC peut utiliser la réalité virtuelle pour pratiquer des mouvements moteurs dans un environnement sûr et contrôlé. La réalité virtuelle permet de rendre les séances de rééducation plus engageantes et de surmonter l'ennui ou la frustration qui peuvent parfois accompagner les exercices répétitifs. L'aide-soignant peut superviser l'utilisation de ces technologies, encourager le patient et l'aider à tirer le meilleur parti de ces outils pour maximiser ses progrès. De plus, la réalité virtuelle permet une **réhabilitation cognitive**, en stimulant des capacités telles que l'attention, la mémoire ou la coordination, des aspects souvent altérés après un traumatisme ou une maladie neurologique.

Les nouvelles technologies ont également amélioré la **gestion des douleurs** pendant la rééducation. Des dispositifs de stimulation électrique transcutanée (TENS) ou des appareils de biofeedback permettent de contrôler la douleur et de surveiller les réactions corporelles en temps réel. Ces outils, souvent utilisés en complément des méthodes traditionnelles de gestion de la douleur, offrent une alternative non médicamenteuse pour soulager les patients, ce qui est particulièrement bénéfique pour ceux qui souhaitent éviter les analgésiques ou qui sont en phase de réhabilitation après une blessure. L'aide-soignant peut non seulement surveiller l'utilisation de ces dispositifs, mais aussi aider le patient à les intégrer dans sa routine quotidienne, en s'assurant que leur utilisation est bien adaptée et efficace.

La **numérisation des dossiers médicaux** et l'interconnexion des systèmes d'information de santé ont également eu un impact significatif sur la manière dont les soins et la rééducation sont dispensés. Les dossiers patients informatisés permettent de suivre l'évolution des indicateurs de santé en temps réel, d'archiver tous les résultats d'examens, et de faciliter la communication entre les différents professionnels impliqués dans la prise en charge du patient. Cette interconnexion est particulièrement utile pour les patients en rééducation, qui nécessitent souvent une prise en charge multidisciplinaire, impliquant médecins, kinésithérapeutes, psychologues, et aides-soignants. Grâce à ces systèmes numériques, tous les membres de l'équipe soignante peuvent accéder aux mêmes informations, échanger des recommandations, et coordonner les soins de manière plus fluide et plus efficace. Cela améliore la continuité des soins et permet d'ajuster rapidement le programme de rééducation en fonction de l'évolution du patient.

Les nouvelles technologies favorisent également une **implication accrue des patients dans leur propre rééducation**, en les rendant acteurs de leur santé. Grâce aux applications mobiles et aux plateformes de suivi, les patients peuvent suivre leurs progrès, enregistrer leurs résultats, et accéder à des conseils en temps réel. Cette autonomisation motive les patients à être plus engagés dans leur rééducation et à prendre des initiatives pour améliorer leur état de santé. L'aide-soignant, en les guidant dans l'utilisation de ces outils, joue un rôle clé en encourageant cette démarche proactive et en s'assurant que le patient utilise correctement les technologies mises à sa disposition.

Enfin, l'**éducation des patients** a également bénéficié des nouvelles technologies. Des plateformes interactives, des vidéos explicatives et des modules de formation en ligne permettent aux patients d'en apprendre davantage sur leur condition, leur traitement, et les exercices à suivre. Cette dimension éducative, accessible à tout moment, renforce la compréhension qu'ont les patients de leur processus de rééducation et leur permet d'adopter des comportements plus responsables et éclairés.

- o L'importance de rester formé et informé des avancées technologiques pour optimiser la prise en charge des patients.

Dans un monde médical en constante évolution, il est essentiel pour les professionnels de santé, y compris les aides-soignants, de rester formés et informés des avancées technologiques afin d'optimiser la prise en charge des patients. L'innovation technologique transforme rapidement les pratiques de soin, en apportant de nouvelles méthodes, outils et approches qui peuvent considérablement améliorer la qualité des soins, la sécurité des patients et l'efficacité des traitements. Se tenir à jour avec ces évolutions permet non seulement de mieux répondre aux besoins des patients, mais aussi d'offrir des soins plus personnalisés, plus rapides, et plus complets. Le rôle de l'aide-soignant, souvent en première ligne dans le suivi quotidien des patients, évolue en parallèle des avancées technologiques. Il devient donc crucial de maîtriser ces nouvelles technologies pour en tirer le meilleur parti et garantir une prise en charge adaptée aux exigences de la médecine moderne.

L'un des principaux bénéfices de la formation continue aux nouvelles technologies est de permettre aux aides-soignants d'**utiliser efficacement les outils numériques et connectés** qui sont de plus en plus intégrés dans les soins de santé. Que ce soit les dossiers patients informatisés, les dispositifs connectés tels que les bracelets d'activité ou les capteurs de mouvement, ou encore les applications de télésurveillance, ces technologies nécessitent une compréhension technique pour être exploitées pleinement. En étant bien formé à ces outils, l'aide-soignant peut non seulement surveiller de manière plus précise l'évolution de l'état de santé du patient, mais aussi mieux utiliser les données recueillies pour ajuster les soins en temps réel. Cela permet une réactivité accrue face aux besoins du patient, notamment pour détecter des anomalies ou adapter le rythme de la rééducation. Par exemple, un aide-soignant capable d'analyser les données fournies par un capteur de mouvement peut rapidement ajuster les exercices de rééducation en fonction des performances réelles du patient, optimisant ainsi chaque séance.

Les formations régulières permettent aussi d'acquérir de nouvelles compétences en lien avec des innovations telles que la **réalité virtuelle (VR)**, la **réalité augmentée (AR)** ou les **robots d'assistance**. Ces technologies, qui commencent à révolutionner la rééducation et l'accompagnement des patients, exigent une connaissance approfondie de leur fonctionnement pour être intégrées efficacement dans les soins. Par exemple, l'utilisation de la réalité virtuelle pour la rééducation motrice ou cognitive nécessite une familiarité avec les logiciels et les dispositifs spécifiques afin de les adapter aux besoins des patients. Un aide-soignant formé à ces nouvelles méthodes sera capable de superviser les séances de rééducation virtuelle, de rassurer les patients sur leur utilisation, et d'apporter un soutien supplémentaire en maximisant l'engagement et la motivation des patients dans ces environnements immersifs. De même, la maîtrise des robots d'assistance, conçus pour aider à la mobilisation des patients ou pour offrir une assistance aux soins, permet à l'aide-soignant de proposer un accompagnement plus sécurisé, tout en allégeant certaines tâches physiques.

Rester formé aux avancées technologiques permet également d'**améliorer la communication et la coordination des soins**. Avec la généralisation des dossiers patients informatisés et interconnectés, la gestion des informations médicales est devenue un élément central de la prise en charge des patients. Être capable d'utiliser ces systèmes avec aisance permet à l'aide-soignant de mieux intégrer les soins qu'il prodigue au sein d'une équipe pluridisciplinaire. Chaque donnée consignée dans ces dossiers, qu'il s'agisse des résultats d'examens, des constantes vitales ou des observations cliniques, doit être correctement interprétée et partagée avec l'ensemble des professionnels de santé. Une formation adéquate garantit que l'aide-soignant maîtrise ces outils de gestion de l'information, assurant ainsi une traçabilité optimale des soins et une communication fluide entre les différents acteurs impliqués dans le suivi du patient. De plus, cela permet d'éviter les erreurs, d'améliorer la continuité des soins, et de garantir une prise en charge plus cohérente et plus sécurisée.

La formation continue aux nouvelles technologies permet également de renforcer la **relation de confiance avec les patients**. Dans un contexte où les patients sont de plus en plus exposés aux nouvelles technologies médicales, ils peuvent exprimer des inquiétudes ou des questions quant à leur utilisation. Un aide-soignant formé et informé est mieux à même de répondre aux interrogations des patients, de les rassurer sur l'efficacité et la sécurité de ces dispositifs, et de les encourager à les utiliser de manière optimale. Par exemple, un patient en rééducation qui utilise un dispositif connecté pour suivre ses progrès peut ressentir de l'anxiété face à la technologie s'il ne la comprend pas entièrement. Un aide-soignant formé peut expliquer clairement le fonctionnement du dispositif, comment il contribue à améliorer la rééducation, et comment le patient peut suivre ses propres progrès pour rester motivé. Cette interaction rassurante renforce l'engagement du patient dans sa prise en charge.

En outre, les formations régulières permettent aux aides-soignants de **se tenir à jour sur les protocoles de sécurité et d'éthique** liés à l'utilisation des nouvelles technologies. Avec l'essor des dispositifs connectés et de la collecte massive de données de santé, la question de la confidentialité et de la protection des informations personnelles des patients est devenue primordiale. Les aides-soignants, en tant que professionnels manipulant ces informations sensibles, doivent être conscients des normes de sécurité et des réglementations en vigueur. Se tenir informé des avancées dans ce domaine permet de garantir que les données des patients sont manipulées de manière responsable, en respectant les règles de confidentialité et en minimisant les risques de fuite ou de mauvaise utilisation des informations.

Enfin, la formation continue est essentielle pour **préparer l'avenir de la santé**, qui évolue rapidement sous l'influence des innovations technologiques. La médecine personnalisée, les traitements basés sur l'intelligence artificielle, et les nouveaux dispositifs de suivi à distance ne sont que quelques exemples des avancées qui transforment déjà le secteur. En restant à jour et en anticipant les évolutions, les aides-soignants sont mieux préparés à adopter ces technologies dès leur introduction dans les pratiques courantes. Cela leur permet non seulement de rester compétitifs sur le marché du travail, mais surtout d'offrir des soins de pointe qui répondent aux besoins d'une population de plus en plus connectée et informée.

Conclusion

Une vocation au service de la réadaptation

- Récapitulatif des défis et des récompenses du métier.

Le métier d'aide-soignant est à la fois exigeant et profondément gratifiant, mêlant défis quotidiens et récompenses humaines. C'est un métier essentiel dans le système de santé, où l'aide-soignant est souvent en première ligne pour accompagner, soigner et soutenir les patients dans des moments parfois très difficiles de leur vie. Si la complexité de cette profession peut parfois sembler écrasante, les récompenses, elles, viennent souvent de l'impact direct et tangible que l'aide-soignant a sur le bien-être des patients et de la satisfaction personnelle qui découle de cette relation unique avec ceux qui en ont le plus besoin.

L'un des **principaux défis** du métier d'aide-soignant réside dans l'**exigence physique et émotionnelle** du quotidien. Les soins aux patients peuvent être physiquement éprouvants, impliquant des tâches comme la mobilisation de patients alités, l'aide à la toilette, ou encore le soutien dans les déplacements. Le travail en horaires décalés, y compris les nuits, les week-ends et les jours fériés, ajoute une autre dimension de difficulté, avec une fatigue qui peut s'accumuler au fil du temps. Sur le plan émotionnel, l'aide-soignant est souvent confronté à des situations de grande vulnérabilité : des patients en fin de vie, des souffrances physiques intenses, ou encore des familles en détresse. Il faut alors gérer ses propres émotions tout en offrant un soutien empathique aux autres, ce qui peut être particulièrement éprouvant.

Un autre défi du métier est lié à la **charge de travail**. Dans de nombreux établissements, les aides-soignants doivent s'occuper de nombreux patients, souvent en sous-effectif, ce qui peut rendre difficile l'attention individuelle à chaque patient. Il faut jongler entre plusieurs tâches tout en respectant les délais et les protocoles médicaux. La pression peut être forte, notamment dans les environnements hospitaliers où le rythme est soutenu et où les situations d'urgence peuvent surgir à tout moment. Maintenir une qualité de soins irréprochable dans ces conditions demande de la rigueur, de la résilience et une gestion efficace du stress.

Malgré ces défis, le métier d'aide-soignant offre des **récompenses** inestimables. L'une des plus grandes satisfactions est de voir l'impact direct de ses actions sur la qualité de vie des patients. Le simple fait d'apporter un peu de confort, de soulager une douleur, ou de permettre à un patient de retrouver une certaine autonomie procure une immense gratification. Ces gestes, parfois modestes en apparence, peuvent transformer le quotidien d'un patient. Par exemple, aider un patient à marcher à nouveau, à manger seul ou à accomplir des actes simples de la vie quotidienne renforce chez l'aide-soignant le sentiment d'utilité et la fierté d'accompagner une personne vers une meilleure santé ou plus de dignité.

La **relation humaine** est une autre récompense majeure du métier. En étant au contact direct des patients, l'aide-soignant tisse des liens de confiance et d'affection avec eux. Cette proximité permet d'instaurer un dialogue, parfois sans mots, qui aide à comprendre les besoins du patient au-delà de la simple observation clinique. Ces relations humaines apportent beaucoup de richesse et donnent du sens au quotidien, notamment quand les patients, ou leurs familles, expriment leur gratitude pour les soins reçus. Ce retour émotionnel positif est souvent une grande source de motivation pour les aides-soignants.

Le métier d'aide-soignant permet également de **développer une véritable expertise**. Au fil des expériences, les aides-soignants acquièrent des compétences techniques et relationnelles qui les rendent indispensables dans la chaîne de soins. Ils apprennent à détecter rapidement les signes de détérioration de l'état de santé d'un patient, à adapter les soins en fonction des besoins spécifiques, et à travailler en étroite collaboration avec les infirmiers, les médecins, et les autres membres de l'équipe médicale. Cette expertise, reconnue par les collègues et les patients, renforce le sentiment de fierté professionnelle.

En outre, le métier d'aide-soignant offre une **diversité de pratiques**. Les aides-soignants peuvent travailler dans différents environnements, allant des hôpitaux aux maisons de retraite, en passant par les soins à domicile ou les centres de réadaptation.

Cette diversité permet de varier les approches de soin, d'accompagner des patients dans des situations très différentes, et d'adapter continuellement ses compétences en fonction des besoins de chaque lieu d'exercice.

Un autre aspect gratifiant du métier réside dans le **soutien psychologique** que l'aide-soignant apporte aux patients. Par leur présence, leur écoute et leur bienveillance, les aides-soignants jouent un rôle clé dans l'accompagnement émotionnel des personnes malades ou fragiles. Ils ne sont pas seulement là pour prodiguer des soins physiques, mais aussi pour rassurer, apaiser les peurs, et apporter du réconfort dans des moments souvent difficiles. Pour de nombreux patients, la relation avec l'aide-soignant devient un point d'ancrage important, et l'aide-soignant peut ressentir une profonde satisfaction en sachant qu'il contribue à adoucir ces moments de vulnérabilité.

- Encouragement et appel à l'engagement dans cette voie enrichissante.

S'engager dans la voie du métier d'aide-soignant, c'est faire le choix d'un parcours profondément humain, où chaque jour est une opportunité d'apporter un soutien précieux à ceux qui en ont le plus besoin. C'est une carrière qui, bien qu'exigeante, est aussi immensément gratifiante sur le plan personnel. Travailler en tant qu'aide-soignant, c'est plus qu'un simple emploi : c'est une vocation, un engagement envers l'autre, un dévouement à améliorer la vie de personnes vulnérables, malades, ou en perte d'autonomie. C'est une profession où les gestes du quotidien, même les plus simples, peuvent faire une différence immense dans le bien-être et la dignité des patients.

L'un des plus beaux aspects de ce métier est la **richesse des relations humaines**. En tant qu'aide-soignant, vous êtes au cœur du soin, en contact direct avec les patients. Vous développez une relation de confiance, de soutien, et parfois même d'amitié. Vous êtes celui ou celle qui est là pour écouter, pour réconforter, pour accompagner dans les moments de doute ou de souffrance. Ce lien privilégié que vous créez avec vos patients est une source de profonde satisfaction. Le sourire d'un patient, un merci sincère, ou simplement le fait de savoir que vous avez apporté un peu de réconfort dans une période difficile, ce sont des récompenses inestimables qui donnent tout leur sens à ce travail.

Ce métier est également une **source d'apprentissage continue**. Chaque patient est différent, et chaque situation vous enseigne quelque chose de nouveau. Vous développez des compétences techniques, mais aussi humaines, comme la patience, l'écoute, l'empathie, et la gestion des émotions. Vous apprenez à adapter vos soins à chaque situation, à reconnaître les signes subtils d'une évolution positive ou d'une détérioration de l'état de santé d'un patient, et à collaborer avec les autres professionnels de santé pour offrir les meilleurs soins possibles. Cette richesse d'expériences vous permet de grandir, non seulement en tant que professionnel, mais aussi en tant qu'individu.

Choisir d'être aide-soignant, c'est aussi accepter de relever des **défis quotidiens**. Le travail est parfois difficile, physiquement et émotionnellement exigeant, mais c'est précisément dans ces défis que se trouve la beauté du métier. Les moments de fatigue ou de stress sont contrebalancés par les petites victoires : voir un patient retrouver progressivement son autonomie, aider une personne âgée à se sentir digne malgré la maladie, soutenir un proche dans les moments les plus sombres. Ces moments où vous savez que vos actions, vos gestes, votre présence ont eu un impact réel sur la vie de quelqu'un sont des sources d'une immense fierté.

De plus, ce métier vous offre la **possibilité de contribuer à un changement positif** dans la société. Dans un monde où la demande de soins ne cesse de croître, notamment avec le vieillissement de la population, les aides-soignants sont plus que jamais nécessaires. En vous engageant dans cette voie, vous rejoignez une communauté de professionnels dédiés à offrir des soins de qualité, à respecter la dignité humaine, et à améliorer le quotidien des personnes les plus fragiles. Votre travail est essentiel, non seulement pour les patients et leurs familles, mais aussi pour le bon fonctionnement de tout le système de santé. C'est un engagement qui, chaque jour, contribue à rendre le monde un peu plus humain et un peu plus solidaire.

Pour ceux qui hésitent à se lancer dans cette carrière, il est important de comprendre que l'aide-soignant n'est pas seulement un soignant technique, mais aussi un **pilier émotionnel** pour de nombreuses personnes. Vous êtes celui ou celle qui accompagne les patients dans des moments de vulnérabilité, qui les aide à surmonter leurs peurs et leurs douleurs, et qui leur apporte du réconfort quand ils en ont le plus besoin. Cette proximité et cette humanité sont au cœur de ce métier, et elles vous apporteront une immense richesse émotionnelle.

Enfin, il est important de rappeler que le métier d'aide-soignant offre de nombreuses **perspectives d'évolution**. Si vous choisissez cette voie, vous ne serez jamais enfermé dans un seul rôle. Avec le temps, l'expérience et des formations complémentaires, vous pourrez accéder à des postes de responsabilité, évoluer vers d'autres métiers de la santé comme celui d'infirmier, ou encore vous spécialiser dans des domaines précis tels que la gériatrie, la rééducation, ou les soins palliatifs. Les possibilités sont vastes, et cette carrière peut être le point de départ d'un parcours long et enrichissant au sein du domaine médical.

Annexes : Ressources pratiques et outils

- Fiches pratiques : protocoles, techniques de mobilisation, grilles d'évaluation.

1. Hygiène des mains

- **Objectif** : Prévenir les infections nosocomiales.
- **Matériel** : Solution hydroalcoolique ou savon antiseptique.
- **Technique** :
    1. Mouiller les mains avec de l'eau (si savon).
    2. Appliquer une dose de savon ou solution hydroalcoolique.
    3. Frotter les paumes, le dos des mains, entre les doigts, sous les ongles, et autour des pouces.
    4. Rincer à l'eau claire (si savon).
    5. Sécher avec une serviette propre (si eau et savon).
    6. Utiliser une serviette pour fermer le robinet.

2. Prise des constantes vitales

- **Objectif** : Évaluer l'état clinique du patient.
- **Constantes à mesurer** :
    1. **Température corporelle** : Utiliser un thermomètre (auriculaire, frontal, buccal ou rectal selon la situation).
    2. **Fréquence cardiaque (pouls)** : Palper au niveau du poignet (radial), du cou (carotidien) ou du pied (pédieux). Compter les pulsations pendant 60 secondes.
    3. **Fréquence respiratoire** : Observer la respiration (inspiration/expiration) et compter les cycles pendant 60 secondes.
    4. **Tension artérielle** : Utiliser un tensiomètre (automatique ou manuel avec stéthoscope). Noter la pression systolique/diastolique.

Fiche pratique : Techniques de mobilisation

1. Mobilisation d'un patient alité (sans verticalisation)

- **Objectif** : Prévenir les escarres et maintenir la mobilité articulaire.
- **Matériel** : Draps de glissement ou lève-personne si nécessaire.
- **Technique** :
    1. **Rouleau latéral** : Tourner le patient sur le côté en maintenant les hanches et les épaules alignées. Utiliser un drap pour faciliter le mouvement.
    2. **Déplacement en position assise** : Soulever doucement le patient en position assise sur le bord du lit, tout en soutenant le dos et les épaules.
    3. **Mobilisation des membres inférieurs et supérieurs** : Effectuer des mouvements doux de flexion et d'extension au niveau des articulations (chevilles, genoux, coudes, poignets).

2. Mobilisation avec verticalisation

- **Objectif** : Aider le patient à se tenir debout, améliorer la circulation et la tonicité musculaire.
- **Matériel** : Ceinture de transfert, déambulateur ou lève-personne.
- **Technique** :
    1. Positionner le patient assis sur le bord du lit, pieds au sol.
    2. Placer la ceinture de transfert autour de la taille du patient.
    3. En gardant le dos droit, aider le patient à se lever en le soutenant par la ceinture et en utilisant le déambulateur si besoin.
    4. Assurer l'équilibre et encourager de petits déplacements en toute sécurité.

Fiche pratique : Grilles d'évaluation

1. Grille d'évaluation de la douleur (EVA - Échelle Visuelle Analogique)

- **Objectif** : Évaluer l'intensité de la douleur ressentie par le patient.
- **Outil** : Règle ou curseur visuel de 0 (pas de douleur) à 10 (douleur maximale).
- **Utilisation** :
    1. Demander au patient d'évaluer sa douleur sur l'échelle.
    2. Interprétation :
        - 0 à 3 : Douleur légère.
        - 4 à 6 : Douleur modérée.
        - 7 à 10 : Douleur intense à insupportable.

2. Grille d'évaluation de l'autonomie (ADL - Activités de la vie quotidienne)

- **Objectif** : Mesurer le degré d'autonomie du patient dans les activités essentielles.
- **Éléments évalués** :
    1. **Mobilité** : Se lever, marcher, se coucher.
    2. **Toilette** : Capacité à se laver seul.
    3. **Alimentation** : Capacité à se nourrir seul.
    4. **Habillage** : Capacité à s'habiller seul.
    5. **Incontinence** : Gestion des fonctions urinaires et fécales.
- **Notations** :
    1. 0 : Indépendant.
    2. 1 : Assistance partielle.
    3. 2 : Assistance totale.

3. Échelle de Norton (évaluation du risque d'escarre)

- **Objectif** : Identifier les patients à risque d'escarres.

- Critères évalués :
  1. **État général** : Bon, moyen, mauvais.
  2. **Mobilité** : Mobile, immobile, très immobile.
  3. **Conscience** : Alerte, apathique, inconscient.
  4. **Incontinence** : Aucune, occasionnelle, fréquente.
  5. **Alimentation** : Bon appétit, mange peu.
- Interprétation :
  1. Score ≤ 14 : Risque élevé d'escarres.
  2. Score > 14 : Faible risque.

Fiche pratique : Techniques de prévention des escarres

1. Changement de position régulier

- **Objectif** : Réduire la pression prolongée sur les points d'appui.
- **Fréquence** : Toutes les 2 heures.
- **Technique** :
  1. Alterner les positions (dorsale, latérale gauche, latérale droite).
  2. Utiliser des coussins pour soulager les zones de pression (talons, sacrum, coudes).

2. Utilisation de matelas ou coussins anti-escarres

- **Objectif** : Répartir la pression de manière uniforme et réduire le risque d'escarres.
- **Matériel** : Matelas à air dynamique, coussins de gel, ou matelas viscoélastique.
- **Utilisation** :
  1. Placer le patient sur le matelas/coussin.
  2. Vérifier régulièrement l'intégrité de la peau des zones à risque.

Ces exemples de fiches pratiques peuvent servir de référence rapide pour les aides-soignants et l'équipe médicale afin de garantir la sécurité, le confort, et l'efficacité des soins. Elles facilitent l'application des protocoles tout en assurant un suivi rigoureux et personnalisé des patients.

www.ingramcontent.com/pod-product-compliance
Lightning Source LLC
Chambersburg PA
CBHW052158220526
45471CB00004B/1721